Smile 22

Smile 22

神奇的七代名醫

湯瓶八診

茶療、香料、食養祕帖

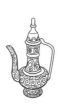

楊華祥／著

健康smile.22　神奇的七代名醫湯瓶八診·茶療、香料、食養祕帖

作　　者　楊華祥
美　　編　李緹瀅
文　　編　趙慶華
主　　編　高煜婷
總 編 輯　林許文二

行銷業務　蘇翊豪

出　　版　柿子文化事業有限公司
地　　址　11677臺北市羅斯福路五段158號2樓
業務專線　（02）89314903#15
讀者專線　（02）89314903#9
傳　　真　（02）29319207
郵撥帳號　19822651柿子文化事業有限公司
投稿信箱　editor@persimmonbooks.com.tw
服務信箱　service@persimmonbooks.com.tw

初版一刷　2014年03月
定　　價　新臺幣240元
I S B N　978-986-85908-2-3

原著作名：《神奇的湯瓶八診——非藥物自然療法》，楊華祥著，2011年初版。本書繁體
中文版由廣西科學技術出版社授權出版發行。

國家圖書館出版品預行編目(CIP)資料

神奇的七代名醫湯瓶八診·茶療、香料、食養祕帖／楊華
祥著. --初版. --臺北市：柿子文化，2014.03
面；　公分. --（健康smile；22）

ISBN　978-986-85908-2-3（平裝）

1.民俗療法 2.自然療法

418.991　　　　　　　　　　　　　　　　　103002053

讀者好評推薦

👍 替老媽買的。老媽很喜歡，説很實用，要我把作者的其他作品都找來！

👍 買了作者所有的書，都看完後才評價，總體來説十分受益……

👍 真的很受用！

👍 書不錯，內容正是我需要的。

👍 瞭解回回養生保健的極佳作品！

目次 CONTENTS

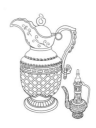

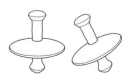

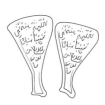

傳承千年的保健之道

　　伊斯蘭飲食文化有一千三百多年的歷史，源遠流長、博大精深；以營養健康作為主線，講潔淨、嚴選擇、求適度、重節儉、戒酒倡茶等是其主要特點。

湯瓶八診與特色食療

湯瓶八診療法包括藥物療法和非藥物療法兩大體系。

重視香料的阿拉伯醫藥

藥物療法就是通過內服或外用藥物來治病祛疾，而回族藥物最大特色就是——廣泛應用**香料**。

唐宋時期，許多香料開始通過絲綢之路輸入中國，品種多達幾十種，數量比較大的有乳香、沒藥、蘇合香、樟腦、龍涎香等，這些藥材後來都直接被中醫採用。與此同時，阿拉伯藥方、波斯藥方也隨之傳入，如「補骨脂方」、「悖散湯」等，因此，中醫藥典有許多以阿拉伯、波斯藥材為主的藥劑，如乳香丸、木香湯、沒藥散、安息香丸等。

由於回族醫學是在阿拉伯醫學的基礎上，融合中醫的精華所形成，所以回醫藥物有中國式的丸、散、膏、湯，又保存有阿拉伯式的芳香揮發藥、滴鼻劑、露酒劑、油劑、糖漿劑等。

不靠藥物也能治病

非藥物療法則不使用任何藥物來治病，回族先民當年行走絲綢之路，整天在馬或駱駝背上顛簸，脊柱和骨骼容易受到衝擊，經常產生病變，因此穆斯林對小關節錯位、脊椎歪斜等問題都有很好的治療辦法，回族的震骨板、推經錘等器具，就是專門針對這些問題而發明的。

當時的生活條件艱苦，醫藥難以自給，先民們平時就通過彼此**按摩**、**放血**、**拔罐**等方法來緩解病痛；遷入中國後，又融合了中醫的理論與手法，慢慢地形成一套具回族特色並行之有效的保健醫療方法。

醫武世家三百年祕方＋回族保健食療

除了常見的推拿、放血和刮痧，水療、油療、火療、塌罐、茶療、食療等方法均具有濃厚的回族特色；而在茶療、食療之外，其他療法全屬內病

外治，操作手法非常簡單，一學就會，對身體也沒有副作用，可以在家中使用，作為家庭保健方法。

在這本書裡，我將詳細介紹湯瓶八診中的**食療**和**茶療**——回族人對飲食一向非常講究，有很多禁忌，處處強調「潔淨」二字，禁食豬肉以及馬、驢、騾、狗等不反芻的動物肉，性情凶殘的禽獸（如鷹、虎等）、自然死亡禽獸的肉和所有動物的血，也都在禁食之列；即使是不禁食的動物，也要請阿訇（注：伊斯蘭教神職人員）念經代宰後才能吃。以現代醫學的角度來看，不吃自然死亡的動物和其血液，是有道理的，因為這些食物可能帶有病菌，吃了對身體反而有害。

歷代先民經過不斷的經驗積累，將很多獨特的回族食療方法流傳下來，直到今天許多老百姓還在使用。我希望這些方法能被更多的人瞭解，讓各民族同胞都能夠從中受益，健健康康活到天年。

經典裡的食療藥膳

中華民族是由五十六個民族所組成的大家庭，每個民族都有自己優秀的文化，在醫療養生方面各有其特殊傳統，這些經過千百年積累與實踐所留下來，有利於生命健康的永恆記憶，都會刻入人類健康文化發展的里程碑，世代傳承。

歷史中曾出現許多記載伊斯蘭飲食保健與養生思想的著作，無論是否為專著，都充分展現了回民對飲食養生的重視，這些記載直到今天均仍有非常寶貴的研究價值。

中國第一部營養學專著──《飲膳正要》

元代宮廷太醫忽思慧曾著《飲膳正要》一書，忽思慧是回族人還是蒙古族人尚有爭議，但無論哪個民族，在疆域廣大、民族眾多、「遐邇罔不賓貢，珍味奇品，鹹萃內府」的元朝，身為宮廷太醫，寫作此書時必然吸收了各民族食療傳統的精華。

回族文化在元朝具有很高的地位，是以本書記載了大量的回民飲食，包含許多經過人們實踐驗證、確知有利於健康長壽的食療方。藉由此書，我們能清楚理解回民的養生保健觀念。

《飲膳正要》著於元朝天曆三年（西元一三三〇年），全書共分三卷，卷一收錄湯、麵、餅、羹等九十多種菜點；卷二談的是湯煎、食療諸病與食物中毒等；卷三則記載糧食、蔬菜、各種肉類和水果。

作為中國第一部篇幅完整流傳下來的營養學專著，《飲膳正要》記載的藥膳和食療方非常豐富，特別著重於闡述各種食物的性味與滋補作用，並有妊娠食忌、乳母食忌、飲酒避忌等內容。書中從**人體實際的需求**為出發點，以正常人的膳食標準立論，制定了一套完善的飲食衛生法則，並搭配營養療法和食物中毒的防治方法等。忽思慧在數百年前便能如此高瞻遠矚，將各民族食療文化收錄在《飲膳正要》之中，流傳後世，實令我們這些從事健康事業的工作者感到敬佩萬分。

醫學集大成之作──《回回藥方》

　　《回回藥方》全書共三十六卷，北京圖書館現今收藏僅存四卷的殘本。此書按百科全書的體裁寫成，據推測，應是元末的回族醫生所撰寫，這位醫生可能任職於回回藥物院，所以書中皆為阿拉伯、回族醫生慣用之方，漢醫並不熟悉。其內容十分新穎豐富、獨樹一幟，是回醫醫理集大成者，堪稱入中國之後的阿拉伯醫學代表作。現今學術界有部分學者認為，《回回藥方》與幾種影響力極大的阿拉伯古代醫書，例如拉齊的《醫學集成》、麥朱西的《醫術全書》、伊本·西那的《醫典》、祕書監司天臺所藏《忒畢醫經十三部》等或有淵源。

　　《回回藥方》為中國文化融入了一種新的特質，闡述阿拉伯文化中的哲學思想，傳播與傳統中醫學風格迥異卻又十分完整的醫學體系，介紹先進的醫學成就，不只大大豐富了中醫的本草學，也為中國和阿拉伯文化交流史中許多存疑提供了詳細的考證資料。

　　書中記載有兩百三十二種可食用、可入藥的**阿拉伯香料**，能治療內科、外科、婦科、兒科、骨科、皮膚科等各種疾病。比方說，書裡提到的「化食丹」，組成材料基本上都是香料，如豆蔻、丁香、花椒、肉桂、薑等。用香料食療法治療疾病，在史書中也多有記載，宋代洪遵的《洪氏集驗方》便寫道：「肉豆蔻，治赤、白痢……其效如神，上吐下痢者亦治。」由此足見香料食療之奇，而這些香料都是伊斯蘭飲食的常用佐料。

民俗說明書──《天方典禮擇要解》

　　伊斯蘭飲食業在清代得到空前的蓬勃發展，清初回族學者劉智在其著作《天方典禮擇要解》中全面地總結回族的飲食習慣，尤其對伊斯蘭飲食的禁忌做了詳細的闡述，書中所述「飲食，所以養性情也。彼之性汙濁不潔，則滋我之汙濁不潔性，飲食有關於人之心性者大矣」、「飲食惟良，必慎必擇」等觀點，正是回族食療文化的核心。

　　《天方典禮擇要解》簡稱《天方典禮》，共二十卷。典禮，就是指伊斯蘭教的教法，全書分為「道五功」與「人道五典」兩大部分，內容包括伊斯

蘭教基本信條、五功禮法、倫理道德、日常生活規範,以及婚姻、喪葬禮儀的具體規定等。

　　作者劉智,字介廉,號一齋,南京人,生卒年不可考,只知他是清代康熙年間人士,出身伊斯蘭教經師世家,自幼師事袁汝琦等經師,習伊斯蘭教經籍;青年時期博覽經史文章、天官律數和佛道典籍,深得儒學精微。他立志用漢文闡釋伊斯蘭教,結廬金陵清涼山麓,閉戶山居十餘年,會通諸家而折中於天方(注:指麥加或阿拉伯),著譯《天方性理》、《天方典禮》等。而後裹糧負笈,遍訪全國宿學,在河南朱仙鎮偶得波斯文《天方至聖錄》,遂著譯《天方至聖實錄》。他所譯著的書,據說有數百卷之多,傳世者則僅有《五功釋義》、《真境昭微》、《天方三字經》、《天方字母解義》等,其中《天方典禮擇要解》是劉智最具影響力的一部作品。

　　劉智的著作在中國穆斯林中影響深遠,被尊為「漢克塔卜」(漢文經典),他本人被讚譽為「聖教功臣」、「大伊瑪目」(大教長),西北門宦(注:伊斯蘭教其中一支教派)則尊稱他為「介廉巴巴」(介廉祖師)。

潔淨的伊斯蘭飲食

在飲食上，穆斯林嚴格遵從伊斯蘭教最高經典《古蘭經》的規定，只吃潔淨、有益於身心健康的食物。此規定的內在核心價值是「善」，表現於外則為「淨」。在中國菜（中國、朝鮮、日本，與東南亞、南亞若干國家）、法國菜（歐洲、美洲、大洋洲等諸多國家）、土耳其菜（又稱清真菜系，中亞、西亞、南亞及非洲的一些國家）世界三大菜系中，清真菜系最符合人類健康的要求，可以說是文明飲食的典範。

穆罕默德說：「凡對人體有害的都是被禁止的。」「食一口不潔之物，廢四十日功修。」近年來我多次參加國際清真食品高峰論壇會議，深切體會清真食品的概念已**被世界廣泛認同**，這是因為清真食品的製作過程不僅僅涉及宗教禮儀、生活習俗，更重要的是十分符合國際對肉類食品的檢驗、檢疫等有利於人類健康的衛生標準。

《古蘭經》說：「禁止你們吃自然死亡的動物、血液、豬肉，以及誦非真主之名而宰殺的、勒死的、捶死的、跌死的、野獸吃剩的動物——但宰後才死的，仍然可吃。凡為饑荒所迫，而無意犯罪的，雖吃禁物，毫無罪過，因為真主確是至赦的，確是至慈的。」

禁食血製品與自然死亡的動物

回民可以吃伊斯蘭教教義允許食用的動物，但如果動物是自己死亡，而不是由阿訇念經代宰後放血，還是得禁食，這是因為自然死亡的動物大多帶有病菌，而且這些自然死亡的動物血氣未去，嗜慾之性仍舊存在，終為人心所累。客觀來看，這樣的規定有著清潔、衛生、安全的效果。

伊斯蘭教禁食血製品，因為穆斯林的先賢早就發現動物血液有很多不利於健康且容易傳染疾病的因素存在，這一點已被現代科學所證實。一千四百年前，還沒有細菌觀念的時候，血就被視為藏汙納垢的所在，伊斯蘭教由此規定血是被禁食的。可食動物必須在念真主之名宰殺後，排盡血液，讓肉質變得純淨，才能食用，這是回族人嚴格遵守的飲食習慣。

禁食豬肉

　　回族人對禁食豬肉執行得十分嚴格、認真而自覺，並由禁食豬肉延伸出一系列「拒豬行動」，例如禁用豬皮製的皮鞋、皮衣、皮帶，禁用豬鬃製的毛刷、牙刷，不用含有豬油成分的肥皂、香脂等生活用品。不僅如此，穆斯林甚至避諱談「豬」字，改稱為「黑牲口」，或者照阿拉伯語音譯為「狠基勒」；更有甚者，連「豬」的同音字也忌諱，比如姓「朱」的穆斯林改為姓「黑」；出生於豬年的穆斯林，則改稱為屬「黑」或屬「亥」。

不吃未念真主之名而宰殺之物

　　按照伊斯蘭教禮儀，宰雞、鴨、鵝、牛、羊、駝等可食的動物時，必須念「台思米」，即誦讀「奉其主之命」才合教法；除此之外，還要在意念中**意識到動物也是一條生命**，其肉體雖可為人帶來能量，但在宰殺的過程中要祈禱真主能將該動物的靈魂導入天堂。

　　雖說穆斯林可以自己宰殺動物來吃，但一般還是會請阿訇動手；措詞上忌諱用「殺」字，也不大喜歡用「宰」字，通常稱為「下刀」：面向西方，誦念「台思米」，對準規定的部位下刀，割斷喉部的嗓管、血管、氣管，待血流盡為止。

　　所有清真牛羊肉鋪、雞鴨店、食堂飯館，都必須採購由阿訇「下刀」的肉類食品，並且公開懸掛有阿拉伯文、中文字樣的特殊標誌或招牌，其中有些牌子上繪有「湯瓶」圖案，這樣穆斯林顧客才能夠放心食用。

　　宗教信仰是為了使我們更加自律，伊斯蘭教義本身雖然嚴謹，卻也還算靈活。比如教義禁酒，一個嚴格遵守教義的穆斯林，絕對不會喝酒，更不會有所謂的酒醉駕駛問題，但《聖訓》又說，一個人若在長途旅行中由於乾渴面臨死亡，為了拯救生命而飲酒，則是允許的。

　　曾有朋友問我，穆斯林吃家禽肉類，都必須念「台思米」宰之，那麼對海洋中的魚蝦為什麼沒有這個要求呢？其實，《聖訓》已有說明，大海中真主賜予的精美食物是可以食用的，另外，還有一個古老美麗的傳說可以解釋這點——

　　很久以前，一戶回民家中只有母子二人，由於家境貧寒，母親又生病，連一點肉都買不起，兒子急得沒辦法，便去冰凍的河裡破冰打魚。為了使冰塊裡的魚不被打死，他用自己的胸脯把冰融化，取出了一條活魚。回到家中，母親快要斷氣了，可是魚還沒有請阿訇宰，正在為難的時候，真主托話給他，說感於他對母親的孝心，可以不經宰殺。兒子立即把魚熬給母親吃，母親吃了魚，病情也好轉了。

　　因此，回民吃魚是不用經過伊斯蘭禮儀宰殺的，不過教義也有規定，超過七公斤的魚不可食用。

這樣吃，潔淨節制不生病

　　由於伊斯蘭飲食崇尚食物營養、清潔衛生以及自我節制，一代又一代的回民享受並傳承這種獨特、科學且合理的飲食習慣和生活方式，造就了中國最長壽的民族。據統計，中國穆斯林聚居的新疆和田地區是國際公認的世界四大長壽地區之一，寧夏的百歲老人九成五以上是回族。

淨心潔體，用湯瓶為身心洗個澡

　　在正式談回族飲食的保健特色前，還是先簡單介紹一下「湯瓶八診」中「湯瓶」二字之來由，讓讀者對這套保健法有個基本的瞭解，至於更多細節請看我的第一本書——《驚人的湯瓶八診‧七代名醫奇效療法》。

唐太宗夜夢湯瓶

　　「回回家裡三件寶，湯瓶蓋碗白帽帽。」這是一句流傳甚廣的回族諺語，其中所謂的「湯瓶」原是用來煮茶、熬湯的，後來成為回族沐浴淨身的專門用具，到現在已經有一千三百多年的歷史了。我們楊家祖傳的保健醫學為什麼會叫做「湯瓶八診」？這就得從湯瓶壺說起。

　　「湯瓶」的命名源於唐朝，相傳唐太宗李世民有天做了一個奇怪的夢，夢見金鑾殿裡的一根大樑即將倒下，就在他不知如何是好、說時遲那時快之際，一位頭纏白巾、身穿綠袍、高鼻深目、手持湯瓶的大漢出現，奮力將大樑擎了起來。唐太宗醒後不知其意，便召集文武百官解夢。

　　神機軍師徐茂公說：「陛下夢中所見之人，乃西方阿拉伯的先賢。身穿綠袍、頭纏白巾，是他們做禮拜的衣裳，湯瓶則是他們淨身的用具，如能將其請進中原，定保唐室江山無慮。」

　　於是唐太宗傳下聖旨，選了幾名精幹使臣帶足金銀財寶，去西方聘請夢中賢士。唐朝使臣沿著絲綢之路，歷盡千難萬險來到阿拉伯的麥加，謁見穆罕默德。穆罕默德聽明唐朝使者的來意之後，即派出三名弟子出使唐朝，但中途有兩名因水土不服而病逝，只有宛葛思及其屬下二十餘人進入長安朝見唐太宗。

　　唐太宗依照阿拉伯淨儀的習俗，賞賜每人一把精美無比的洗壺，當時人們把這種洗壺叫做「唐瓶」，是穆斯林用於洗大淨和小淨的水壺，目的是清潔肌膚、淨化心靈；壺內裝有熱水，古時熱水被稱為「湯」，所以後來被稱為「湯瓶」。

　　湯瓶形狀如茶壺，身長腹大，頸長如瓶，一側有柄供手提，一側有壺嘴

供倒水，瓶口有蓋供貯存。湯瓶的材質、造型相當多樣，除了銅湯瓶、瓷湯瓶、塑膠湯瓶，還有砂泥湯瓶、鋁湯瓶、錫鐵湯瓶、輕鐵湯瓶等，不少瓶身都飾有花紋或阿拉伯文字，製作十分精美。

　　湯瓶的主要功能是清洗大小淨（注：穆斯林禮拜前的淨身儀式），無論大淨還是小淨，洗滌時都要用活水。穆斯林非常重視水的清潔，自古即有不用「**回頭水**」的常規，所以洗浴時絕不能使用盆和桶，更不能使用浴池內的水，因為肢體一進入盆或桶內，其水便被認為是汙水，不能再洗其他部位。

　　用湯瓶壺沖洗就沒有這個問題，這種大肚小嘴的水瓶使用起來衛生又方便；加上瓶口有蓋，灰塵和不潔之物無法汙染水質。此外，由於容量有限，所以使用湯瓶以節約用水為原則，每次小淨用水量應在二公升以內，這也反應了回族勤儉節約、反對奢侈浪費的道德規範。

湯瓶洗出健康身心靈

　　湯瓶外能清潔身體，內則可以淨化心靈，心靈的淨化會創造一種平和的心態。穆斯林每天都要做五次禮拜，每做一次就是用湯瓶為心靈洗個澡，每天五次，即意味著心靈能洗五次澡，我們的煩惱、痛苦、憂愁，通通會在洗淨的過程中被釋放，於是心靈得到寧靜，氣脈、陰陽因此調整至**平衡**，這是健康最重要的基本。

　　心情跟疾病是密切相關的。人在茫茫宇宙中，聽、視、感、覺、觸，都會帶來反應：看到一朵玫瑰花，心裡生出喜悅；聽到一首悲傷的歌，心情感到憂鬱……任何影響心理狀態的話語或事件都會帶來身體的不同反應，可能使人坦然舒暢，也可能使人胸悶氣短。我一直強調，治療疾病的同時，要兼顧心靈的療癒，要想根治疾病，必然得保持積極的心理狀態。

　　用湯瓶洗大小淨，不僅僅洗滌身體的塵埃，更重要的是淨化心靈。因此，湯瓶八診是對身體與心理的**雙重調理**，讓我們不但擁有健康的身體，還能以一顆善良、正直、執著，同時也是平和的心相伴度過短暫而又漫長的人生道路。

　　為了方便教眾，清真寺一般都建有沐浴室，我們叫做「水房子」，是供

穆斯林使用的公共衛生設施，裡面有專門的師傅燒水。為了取水方便，自來水管道或水井就設在鍋爐旁。小淨的隔間內有南北方向的下水池，大淨的沐浴間則有更衣用的小木板或小木床，以及特製的木頭架，供放湯瓶、毛巾、帽子，並備有潔淨的浴巾，沐浴後，換上乾淨的衣服，立刻有種煥然一新的感覺。

搭配冥想更有效

　　沐浴的時候，也要保持積極的心靈態度，比如說：洗手時要想靠雙手勤勞致富，不拿不義之財；洗臉時要想顧及顏面，不做見不得人的事情；漱口時要想不說髒話，不胡言亂語，不傷及別人的感情；抹頭抹耳時要想行得正坐得端，不在背後隨便議論別人；洗腳時要想走正道，不走歪門邪道——這樣的心態有助於淨化心靈、袪除疾病。

以養為本

　　回族飲食的核心思想是「以養為本」，同時著重對腸胃的調理。所謂「以養為本」，就是「治為標，養為本」，治療只能改善症狀，日常調養才能解決根本，所以治病時必須「治養結合，標本兼顧」，民間俗語「三分治七分養」也是這個意思。

　　回民主要聚居在中國西北地區，當地自然環境惡劣，備受風沙侵襲，又缺醫少藥，一般人生活都比較艱苦。但是，在這種艱苦的條件之下，許多老人家依然長壽——根據人口普查數據可以看出，中國的長壽老人以穆斯林居多，這種現象正是得益於回民以養為本的保健觀念，從日常生活的各個方面都能看到人們是如何將生活與養生融為一體。以回民信仰的伊斯蘭教為例，宗教不僅只是文化傳承，更處處展現了「以養為本」的精神。

　　念、禮、齋、課、朝是伊斯蘭教每一個穆斯林都要做的宗教功課，也是教徒必須遵守的基本宗教義務，亦稱「五大天命」，其中的念功、禮功和齋功皆與保健有所關聯。

練呼吸，除雜念

　　念為五功之首，念什麼呢？念誦「清真言」，這是穆斯林對自己信仰的表白；阿拉伯語稱為舍哈德（意為作證），以阿拉伯語念誦以下內容：「我作證：除阿拉外，再沒有神，穆罕默德是阿拉的使者。」接受這一證言並當眾背誦，就可以成為正式的穆斯林。

　　念誦時要驅除雜念，一心一意，**呼吸、運氣要有定數**，這種做法近似氣功裡的靜功，具有保健功能。

禮拜＋沐浴，行神俱養

　　二為禮功，即做禮拜，這是接近真主的道路與階梯。穆斯林要履行每日五次的時禮、每週一次的聚禮、宗教節日的會禮。每日五次的時禮包括晨禮、晌禮、晡禮、昏禮和宵禮，晨禮的時段從黎明起，到日出為止；晌禮的

時段從正午後、太陽稍偏時開始，至物體影子達到其一倍時為止；晡禮的時段是從物體的影子達到一倍時起，直到太陽落山前；昏禮的時段從日落起，直到晚霞完全消失；宵禮的時間自晚霞散盡直到夜半。由於各地緯度不同，禮拜的時間也各有差異，只要在規定的時段內即可。另外，穆罕默德曾禁止在日出、正午及日落這三個時間點禮拜。

　　每次做禮拜前都要小淨，到了週五，穆斯林會齊聚清真寺內進行集體禮拜，集體禮拜前則要大淨，不做大淨會被認為是不潔的，無法進入清真寺內的禮拜殿，亦不能觸摸和誦念《古蘭經》。至於大小淨的洗法，由於不是本書重點，有興趣的請參考我的第一本書。大小淨能**清潔人的身體**，做禮拜能**淨化人的心靈**，禮拜時有節奏的動作如站立、抬手、鞠躬、叩頭、轉項、捧掌等能強健人的體魄，長期堅持可以形神俱養。

修煉身心的齋戒

　　三為齋功，即齋戒。伊斯蘭教曆的九月為齋月，在齋月期間除孕婦、病人、兒童外，穆斯林不分男女都要封齋，從日出到日落，停止一切飲食、性事等活動，日落以後可以飲茶進餐，但需節制，不可暴飲暴食。齋戒是一種極好的身心修煉方式，不僅有淨化、提升精神和道德的作用，對人的身體也有很多好處。

課功＆朝功

課又稱天課，是對富裕的穆斯林所規定的功課。伊斯蘭教認為，財富是真主所賜，富人有義務從自己所擁有的財富中，拿出一定份額，用於濟貧與慈善事業。天課的用途，在《古蘭經》中有明確的規定，但是隨著社會經濟的變化，各地已不完全相同。

朝則是指穆斯林在規定的時間內，前往聖地麥加履行一系列功課活動的總稱，凡身體健康、有足夠財力的穆斯林在路途平安的情況下，一生中到聖地麥加朝觀一次是必盡的義務，不具備此條件者則沒有這個義務。

　　「以養為本」是回族在獨特的生活環境與習俗中，自然形成的健康生活

方式、行為準則和養生觀念，雖然看似零散，但其實與中醫「治未病」的思想不謀而合。

　　這些觀念自古以來即默默發揮功能，保障回民的身體健康。而我，在行醫過程中，也始終堅持「治為標，養為本」的觀念，因為──在我看來，只有把養生和生活融為一體，才是真正的根除疾病之道。

暴飲暴食是百病之源

　　我出生在一個醫武世家，家境其實並不富裕；兄妹共八人，大姊和二姊都已經年過八旬，一個住在上海，一個則在寧夏，和同齡人相比，她們的外表**看起來至少年輕十歲**，這與她們樸素自制的生活、豁達平和的心胸有很大的關係。

　　我父母的那個年代，生活非常艱苦，不像今天要什麼有什麼，可以挑著吃、想著吃；那時天天粗茶淡飯，常常飽一頓餓一頓。我和大姊年齡相差好幾十歲，對父母和姊姊們經歷的艱辛只是耳聞，並沒有親身體驗，但卻從他們身上看到：上蒼是公平的，不可能把完美融於一人之身；他們雖沒有大富大貴，但一生都健健康康，父母年近百歲才離開我們，壽終正寢。

　　說到這裡，就不能不提回族的食療。一千三百多年來，回族吸取中醫學的理論，總結探索形成一套適合中華民族的食療方法。我們認為：人體有其生理特徵及活動存在規律，所以人的飲食也應該有一定的規律。在現代社會的日常生活中，多數人的飲食習慣不佳，如挑食、偏食、暴飲暴食或過度節食等，都會破壞正常的生理規律，進而導致疾病。

不科學的節食＆科學的斷食

　　首先是不科學的節食。現代人普遍以瘦為美，有一次我搭火車出差，遇見一個在上海打工的寧夏女孩，她體型偏胖，臉蛋紅撲撲的，一看就知道是西部農村的孩子，僅憑外表，同齡男孩子是很難被她吸引的，但是通過交談，我發現這個女孩很有教養、很懂禮貌，也非常善良。突然，同車有一個婦女胃痛了起來，這個女孩一會兒幫她按摩，一會兒幫她找藥，忙上忙下；剛開始我還以為那位婦女是她媽媽，後來才知道她們倆根本不認識。我非常感動，馬上使用八診中的氣診幫婦女調理了一下，她的疼痛立即就緩解了，我也很高興。更令人動容的是，與這位婦女毫不相干的女孩竟然一臉感激地從包包裡拿出一顆橘子請我吃，那一瞬間，我發現這女孩從內心散發出一種美，在腦海中久久揮之不去。

　　其實，美是一種心理和生理的交相輝映，某些女孩單一追求形體美，導致節食過度，時間一長致使氣血兩虛、抵抗力下降，這和回族在齋月時白天禁食的原理完全不同。

　　穆斯林齋月的原理非常科學，經由人體自我節律的調理，一方面達到**清理臟腑濁物**的目標，同時還能**促進血液中脂肪的消耗與淨化**。而單純以減肥為目的的節食，很容易中斷人體每天必需的營養補充，導致氣血生化過程缺乏應有的能量，最後臟腑功能減退、面色無華，甚至出現心悸、氣短、眩暈或盜汗等現象。時間一長，人體正氣不足，抗病能力減弱，便容易病邪入侵而引發脾胃及其他綜合病症，所以《黃帝內經》中說：「脾胃之氣既傷，而元氣亦不能充，而諸病之所由生也。」此外，刻意抑制食慾，會導致厭食症之類難以治療的身心疾病。

減壽的暴飲暴食

　　過度節食有損健康，暴飲暴食同樣也會為身體帶來傷害。對有自制能力的人而言，每餐控制在七分或八分飽，最有利於健康。回族人長久以來提倡飲食限量，許多醫學典籍都曾講到暴飲暴食的危害，《聖訓》亦說：「不飢不食，食不求飽，過食、飢食為百病之宗，少食為百藥之母。」吃得太多，腸胃受到損傷，必然生病。

　　其實吃多了何止是腸胃損傷，肥胖症、高血壓、高血脂、動脈硬化與糖尿病等一系列疾病，都和暴飲暴食有關。過於飽食，直接影響人的壽命，以節制的飲食作為養生之道，是很有道理的。

偏食五味傷五臟

　　偏食也是一種飲食不當，有的人偏食五味，就是吃東西偏向特定一、兩種味道，這對健康有很大的害處。回醫認為，五臟各主五味，偏於某味的習慣或傷某臟、或傷某腑，容易讓臟腑相互滋生制約的關係失衡。酸、甘、苦、辛、鹹五味「藏於腸胃，以養五氣，滋養五臟。」如果調和適度，會使骨骼強健、經脈舒柔、氣血通暢、腠理（注：指皮膚、肌肉的紋理）周密，全身骨

氣、五臟六腑強健有力；假使偏食則損傷五臟，易生百病。中醫典籍《黃帝內經》有云：「味過於酸，肝氣以津，脾氣乃絕。」「味過於鹹，大骨氣勞，心氣抑。」「味過於甘，心氣喘滿，腎氣不衡。」「味過於苦，脾氣不濡，胃氣乃厚。」「味過於辛，筋脈沮弛，精神乃央。」都是在告訴我們偏食五味的壞處。

　　飲食與人體健康有直接的關係，故不僅要重視食物品項的選擇，也必須保持良好的飲食方法，如西方國家提倡少量多餐，東方人更著重**飲食的時間與規律**。現實生活中，人人都非常清楚飲食的重要性，也知道吃什麼有利於健康，但就是在時間的安排上缺乏規律。最普遍的情況就是不吃早餐，上班族常因忙碌而耽誤用餐，餓極了就飽食一頓大餐，此外，還有不少人喜歡吃宵夜，或者在運動後猛吃等。這些不規律的飲食習慣，都可能會破壞人體正常生理功能，尤其容易損傷脾胃運化的能力，一定要避免。

飲食有「二德」，吃出健全心靈

回族人非常重視「德」，各地回商誠實守信、勤勞致富，其商德足以與晉商、徽商等著名優秀商幫相媲美。在日常飲食裡，回族人更是極重食德，從兩原則可以看出這點：

尊老愛幼

回族尊老愛幼的德行，在飲食禮儀上展現得淋漓盡致，例如在回民家庭中，長輩的權威不容侵犯：

吃飯時，都是由長輩入坐主位，盛出來的第一碗飯由長輩先食用，最好的菜餚要擺在長輩面前；長輩沒動筷子，晚輩不能先動；用餐過程中，晚輩必須幫長輩添飯佈菜。

另外，每逢節日，晚輩要贈送長輩最好的食物，尤其是上等的**茶葉**；齋戒期間，晚輩要在齋戒結束時立刻準備長輩的飲食，並盡心盡力服侍他們享用。這也就是為什麼，回族的長壽老人雖然很多，然而不管幾世同堂，都能和睦相處，其樂融融。

除此之外，回族主張厚養薄葬。老人家生前，兒女們會對其百般孝敬，但在過世後，子女絕對不會在喪事上鋪張浪費。無論長輩生前的地位多麼尊貴，都是幾丈白布、一抔黃土，入土為安，沒有高低貴賤的分別，是一種檢約的喪葬習俗。

自制自約

穆斯林重視自我約束與節制，主張不貪吃、不飲酒、不賭博、不過分消費，體會齋戒的飢渴。這些行為既恪守了伊斯蘭教規，也展現出良好的自我修養。

・不飲酒

關於穆斯林對禁酒的嚴格，在《天方典禮·飲食篇下》有很好的

說明：「自古以酒亡國者，不可勝舉。蓋酒能易人之志，濁人之神，能使智者惑，節者淫，信者遷，馴者暴。飲食中逾閑敗德者，莫甚於酒。故君臣以酒失其義，父子以酒失其親，夫婦以酒失其敬，長幼以酒失其序，朋友以酒失其信，酒之為亂大矣！聖人不欲人因口腹而亂大事，是以痛切禁之也。」

無論是對身心健康的影響、酒精造成的嚴重後果，還是古今中外醫學遺產與現代醫學理論的研究，都足以說明飲酒的危害，因此伊斯蘭教教規嚴格禁酒。孩子從小就被教育不許飲酒，無論是烈酒、甜酒或啤酒等，都在禁止之列。

· 拒毒品

除了酒精之外，所有毒害身心的物質也被視為禁忌，伊斯蘭教教法嚴禁穆斯林吸食令人致醉之物，比如鴉片、大麻和嗎啡等麻醉品。此類毒品容易危害人類、禍國殃民、擾亂社會，不但禁止吸食，同時也禁止栽種、買賣、窩藏和運輸。

· 體驗飢渴

在回民眼中，飲食只是為了充飢度命，應該以潔淨與適度為要，不可過分講究，而齋戒則最能夠充分展現這種精神。齋戒是主動體驗飢渴的過程，在齋戒的日子裡，飢渴卻不能飲食的滋味令人刻骨銘心，每一個齋戒者都會由此感受到貧困者缺糧、缺水、飢渴度日的窘境，從而引發**對糧食及水源的珍惜**和**對貧苦人家的同情**，培養吃苦耐勞的個性。因此，每年一次的齋戒可說是一次關於食德的洗禮。

· 感恩＋付出＝真正的美味

穆斯林會嚴格要求自己，但不會苛求他人，他們對人真誠、待客熱情，家中有客人來訪，都會準備最好吃的東西，毫不心疼。

《古蘭經》提倡穆斯林選擇並享受佳美的食物，但反對貪婪；認為比較富有的人在享受美食時要施捨一部分給貧者，因為施捨是一種美德，所以先知穆罕默德說：「施捨吧！即使你施捨別人一顆蜜棗，也能幫助你避開火獄中的刑罰。」

穆斯林十分懂得感恩，餐前、飯後都一定會進行祈禱，感謝真主賜予的美食，在經年累月不斷的自我約束之下，昇華了自己的道德修養。

用小淨練習自制

禮拜前的小淨，也是一種自制自約過程。洗臉，是以嶄新的面貌面對人；洗耳朵，是不聽壞話；洗嘴巴，是不說髒話；洗腳，則是走正路……，整個儀式都帶有淨化心靈的意義，以德為先的文化底蘊也展現於此。試想，如果一個人長期處在不斷的自我約束之中，能做出什麼荒唐與錯誤之事？

飲食安全三大祕訣

回族人講究衛生，除個人、家庭衛生外，特別重視飲食衛生，處處強調「潔淨」二字，以「淨潔為相依，汙濁受禁止」作為總原則，這個原則具體表現在三方面：食源潔淨、加工潔淨和進餐方式潔淨。

食源潔淨

穆斯林不吃非穆斯林宰殺的畜禽，一般需要請阿訇屠宰，所以阿訇實際上就是飲食標準的把關者，代表一種對食源衛生的保證。

不僅如此，我們宰殺自家養的禽畜，同樣非常重視潔淨。回族人家宰雞，一般都要提前一週左右將雞圈養起來，不讓牠們四處亂跑，以免吃進糞便等不潔之物。在圈養期間，要餵食乾淨的食物，回民把這種雞叫做「空雞」。新疆維吾爾族人製作當地名肴「大盤雞」時，宰殺雞隻前必須「**淨養**」一段時間，餵淨食、飲淨水，確保其不受汙染才能宰殺。

回族著名美食「手抓羊肉」，也是得從羊隻的飼養期間就保持潔淨：選用優質的飼料，宰殺前一段時間還要戴上籠頭（注：一種形狀像籠子，可以套住牲畜嘴部的竹製工具，防止牲畜亂吃東西），從而保證肉源的潔淨。

另外，食源潔淨也表現在對水源潔淨的重視。雖然各地回民的生活習俗有所差異，對水源潔淨的重視卻是一致的。回民將**淨水**視若生命，絕對不能在水源洗衣洗澡、拋棄不潔之物；附近也禁止建造畜圈、砌便池；水井上方必須加井蓋，井底鋪一層細沙再覆上石子以達過濾的目的；汲取清水前一定要先洗手；水桶不用時則要倒掛懸垂；如果去河裡挑水，遇到上游流下來的髒東西，則會等水流百步之後再行汲取，這叫做「水流百步淨」。

加工潔淨

伊斯蘭飲食以加工潔淨著稱，對於烹調過程中的清洗、加工都非常講究，即使是可吃的食物，也有一定的禁忌。比如穆斯林最常吃的牛、羊肉，不吃的部位也很多，包括腦、脊髓、生殖器、淋巴、腎上腺、鼻鬚（注：鼻孔

內的卷肉）和膀胱等，因為這些是不潔的部位，容易感染疾病，在加工的時候就會切除，市場上也不會出售。伊斯蘭飲食十分擅長加工牛、羊的臟器，該丟棄的部分不會保留，至於可以食用的部分，則一丁點兒也不浪費。「清真羊雜」全國聞名，暗紅色充滿血沫的羊肺，經過清洗後，就是雪白的肺；頭、蹄、腸、胃經過加工，便成為美味的食品。

　　至於譽滿京城的「回族羊頭肉」，首先要將羊頭浸泡在涼水裡，用板刷來回刷洗，再打開羊嘴，洗刷舌頭的根部，用水清洗口、鼻、耳裡的髒東西，最後將整個羊頭來回沖洗，撈出後瀝乾，如此羊頭肉便特別乾淨。就是憑藉這種一絲不苟的態度，伊斯蘭飲食才得到清潔衛生的良好口碑。

進餐方式潔淨

　　穆斯林在進餐時也十分注意衛生，一向有**飯前洗手、飯後漱口、碗筷專用**的好習慣。過去回民飯館門口都備有湯瓶，以備顧客吃飯時先洗手，這不僅是對身體健康的照顧，也是一種良好文明禮儀的展現。

　　穆斯林的餐桌上通常十分安靜，因為不喝酒，也就沒有喊叫的猜拳行令聲音；除此之外，吃飯時不得開玩笑說「辣椒紅得像血」、「殺」和「肥」等字眼。

　　在席地用餐的牧區，桌布的乾淨很重要，不會有人橫跨桌布而過，也不會有人將雙腳伸向桌布。進餐時，穆斯林恪守不脫帽、不打噴嚏及不咳嗽的飲食禮節；此外，還要等主人收了桌布才可以離席，這是為了避免身上的灰塵散落在桌布上。

　　伊斯蘭飲食謹守「淨潔為相依，汙濁受禁止」的原則，這樣的原則已經滲透到回族穆斯林的血脈之中。現代社會食安問題頻傳，回族飲食重衛生的特點值得我們深思參考。

不只吃潔淨，更要身心不納垢

　　回族人都愛乾淨，不僅是在飲食方面，對日常生活中的細節也相當重視。隨便到一戶回族人家看看，會發現居家環境都很乾淨，窗戶擦得亮晶晶，家裡還有香味；大人小孩衣服整潔，房屋四周也見不到垃圾堆。穆斯林一天洗五次小淨，包括腳和下身，因此很少得腳氣、痔瘡、尿道炎等疾病，自古便有「一天不抓五遍水，不能算是好回回」、「飯前洗洗手，飯後漱漱口，百病不會生，能活九十九」的俗語。

要重視外表，才有平衡的身心

　　大小淨沐浴是回族日常生活中必須遵守的儀式，也是一種道德要求，所以《古蘭經》說：「信教的人們呀，當你們禮拜的時候，你們要洗臉，洗兩手至兩胳肘，摩頭，洗腳至踝骨。如果你們失去了大淨，就要洗全身。如果你們患病，或旅行，或從廁所來，或接觸了女人，而你們沒得到水，這時你們可以用淨土摸臉和手。」

　　沐浴這種風俗最初源於宗教活動，現在則不僅信教的回民洗大小淨，就連不信教的回民也洗大小淨，已經形成一種風俗習慣。人們愈來愈注重沐浴為身心帶來的益處，把沐浴看成是調節精神的方法，更是洗滌靈性、修養德性的途徑。

　　說沐浴能夠洗滌靈性、修養德性，一般人也許很難理解，不過，當我們看到乾淨整潔的環境，心情會變得比較好，就想多待一會；相反的，雜亂骯髒的環境會讓我們心煩，人人都想儘早離開。正由於這個道理，回族人特別重視外表，認為外表可以影響內心，而**衣服**是外在的主體，如果衣服不乾淨，加上不修邊幅、蓬頭垢面，不僅影響美觀、有害身體健康，還使人留下精神頹廢、人格醜陋的印象。衣服洗得乾乾淨淨，穿得整整齊齊，即便是舊衣，也會讓人感到舒服、優雅，展現一個人良好的生活習慣和道德風貌。

　　回族人不僅注意身體和衣服的清潔乾淨，也特別注重**居住環境**的清潔。居住環境是否清爽整潔，不但會影響人的身體健康，還會影響人的性情，例

如雜亂無章、骯髒汙穢的環境，容易使人心情煩躁、愛發脾氣，甚至做出一些不理智的事情；而乾淨清爽的環境，既有利於身體健康，又有助於涵養性情，可以使人心情平靜愉快。外表和周邊的環境務求整潔，身體的乾淨也是同樣道理，大小淨沐浴，最簡單的目的就是為了保持身體的乾淨，祛除身體表面的汙垢。

湯瓶練心量，心平萬事平

人要健康必須維持三個平衡：心理平衡、陰陽平衡與氣血平衡，其中心理平衡是最核心的條件，這不單是回醫觀點，中醫也有類似的論述——《素問》說：「恬淡虛無，真氣從之，精神內守，病安從來？」正說明了只要心理或精神狀態平衡，氣血的運行就會各安其分，疾病自然也就無機可乘了。

「心靜萬事靜，心平萬事平。」怎樣才能讓心靜呢？用湯瓶壺為心靈洗個澡就能達到這個目的。想要心平，心量必須大，舉個最簡單的例子：風速七級的風，吹在黃河或洞庭湖上，就是風浪滔天的大事，但同樣的風力吹在大海上可就司空見慣了——其根本在於水量的多少，水量愈少，愈容易被激動；水量愈多，自我平衡的能力就愈強。同樣的道理，心量愈大，就容易心平氣和；心量太小不但容易生氣，也容易出現健康問題。人要盡量**擴大心胸**，用湯瓶沐浴的時候，要給自己這方面的暗示，洗滌心靈上的汙物，去除不良的東西，就會比較容易達到心理的平衡。

回醫一向說：「百感千觸為疾病之源。」堅持每天五遍大淨，隨時小淨，就能從根本解決百感千觸的問題。用湯瓶沐浴身體，表面去除汙垢、內在淨化心靈，身心雙管齊下，就是健康的最大保證。

飯吃八分飽，到老腸胃好

　　回族信奉伊斯蘭教，教義要求封齋、禮拜及洗大小淨等，這些不僅僅是宗教禮儀，也是極好的生活習慣。封齋能抑制人的欲望、規範人的言行，使人知足、感恩和珍愛食物，杜絕浪費；更重要的是，封齋還具有類似飢餓療法的作用。齋戒就是幫腸胃進行徹底清理，可以清除、減少滯留在腸腔和血液裡的有害物質，增加腸胃道的消化、吸收和排泄能力，從而達到腸清、胃潔、血純與體健的目標，並有預防糖尿病、冠心病及脂肪肝等疾病的功效。

回回輕斷食，不生「營養病」

　　封齋又名齋戒，於伊斯蘭教曆二年八月由先知穆罕默德依據《古蘭經》啟示，宣布每年的伊曆九月（賴買丹月）為穆斯林的齋月，凡成年健康且理智健全的穆斯林男女都必須在此月封齋，從每天黎明前一直到日落，戒除飲食、房事及一切邪念與罪惡。

　　事實上，回族人自古就很重視封齋節食的益處。元代詩人張昱在描述大都（現在的北京）回民封齋的情景時寫道：「花門齊候月生眉，白日不食夜飽之。纏頭向西禮圈戶，出浴升高叫阿敏。」生動地描述了穆斯林封齋、禮拜和沐浴的場景。清末著名的民族英雄林則徐被貶新疆的五年中，也寫了許多反映穆斯林生活的詩作，其中就有描寫齋月生活習俗的作品：「把齋須待見星餐，經卷同繙普魯干。新月如鉤才入則，愛伊諦會萬人歡。」詩中針對封齋、開齋及慶典大會都做了精闢的概括描述，不熟悉邊疆穆斯林生活的人，是寫不出這樣的詩句的。

最古老的飲食保健法

　　千百年來，回民一直堅持一年封齋一個月的傳統，在健康方面取得引人矚目的成就，據國際自然醫學會的調查，世界四大長壽區有三個都在穆斯林居住的地區——亞塞拜然、巴基斯坦的埃爾汗和中國的新疆。這份調查報告還顯示，在同一個國家或地區，穆斯林的身體通常比其他民族更好，平均壽命也更長，中國各民族中穆斯林的平均壽命最長就是很好的實例。

　　齋戒的主要特徵是定時節食，這是人類歷史上最古老的養生法。自然界許多動物在患病時都會停止飲食，休養生息，最終**自動康復**，其實人類也有這樣的本能，所以有些病只要在床上躺幾天休息一下，就會不治而癒。有些朋友可能會懷疑，齋戒要忍飢挨餓，難道不會影響身體健康嗎？我可以負責任地說，這種擔心完全沒有必要，齋戒不僅在精神和道德方面有其教育意義，對人的身體健康還有許多好處，是一種極好的養生鍛鍊方式。

　　有一年，我身體狀況不太好，總感覺渾身乏力，還有些便祕。後來，正

好到了齋月，我便和家人一起齋戒，一個禮拜之後，我感覺到體內潛在的**各種能量被啟動**了，身體特別輕鬆，頭腦也很清醒，七天的飢餓把我不健康的狀況一掃而光。我沒有服用任何藥物，只是進行幾天的齋戒，就找到了健康的金鑰。

太營養也會生病

現代的健康問題大多數都是飲食造成的：飲食來源太豐富，人們卻缺乏相應的營養學和保健知識，吃東西沒有規律，導致**營養過剩**，健康每況愈下，最常見的就是動脈粥樣硬化、高血壓、高血脂、冠心病和糖尿病等。這些疾病都與飲食有關，卻也是可以預防的疾病，齋戒就是最好的處方。並不是說一定要節食一個月，實際問題還是得靠具體分析：診斷病情、分析病因，才能制定對症的斷食方案，例如斷食多久、斷食時是否要採用按摩或刮痧等方法並結合運動及藥物的使用、斷食期間的禁忌等。

斷食或齋戒的主要功能是清理腸胃、軟化血管，腸胃和血管就好比一座城市的下水道，需要經常疏通，一旦堵塞，整個城市就會一片汙臭。而齋戒即是**最簡單**、**最安全**的疏通方法，有病可以治病，無病可以保健，對正常人來說絕無害處。

其實這個觀點也和現代醫學的認知不謀而合。現代醫學認為，斷食可使機體免疫力在老年時仍保持旺盛，使免疫中樞器官——胸腺的定時紊亂得以延後，從而延緩衰老。日本學者的研究也得出相似結論：斷食對胃下垂、慢性胃炎、潰瘍病、結腸炎、哮喘、糖尿病、高血壓、動脈硬化、心腦血管病、肥胖症和習慣性便祕等疾病都有很好的療效。

需要注意的是，如果想經由齋戒達到保健治病的目的，除了身體之外，精神也必須加以配合：排除一切雜念，讓心情盡可能保持平和。

幾天暴飲暴食，一五二歲人瑞突然暴斃

　　為了維持生命，人體每天都必須攝取定量的營養元素，例如蛋白質、脂肪、糖、維生素及無機鹽等，但是對任何營養的攝取都不能過多——暴飲暴食一定會損害腸胃的正常運轉功能，回族的俗語「飯吃八分飽，到老腸胃好」講的就是這個道理。

　　我曾經在報紙上看過一個趣聞，英國有一位叫湯瑪斯的農民，活了一百五十二歲，可以說是世界上最長壽的人；經媒體報導後，英王還特意召他進王宮傳授長壽之道。令人意外的是，才在王宮裡待沒幾天，湯瑪斯居然突然去世了！後來醫生解剖他的屍體，發現他的各個器官並沒有任何衰老徵象，真正的死因原來是由於他在王宮裡每頓飯都是大吃大喝——暴飲暴食導致了他的迅速死亡。

飯吃八分飽，東西方醫學都提倡

　　西方醫學家也做過這樣的試驗：將年齡相同的小白鼠分成兩組，一組暴飲暴食，其壽命為一年；另一組每頓只餵七、八分飽，結果牠們卻活了兩年。由此可見，節制飲食，每頓只吃八分飽的確可延年益壽，並且減少疾病的發生。

　　關於對飲食的節制，回族醫學也早有研究，很多回醫典籍都大力宣導「飲食有節」，回族老人多長壽的祕訣之一也是因為如此。「飯吃八分飽」只是個寬泛的概念，其中的尺度一定要把握好，太少不能滿足身體對營養的需求，太多則又可能損害健康——勒緊褲腰帶挨餓與吃撐了還繼續吃的做法都是有害無益的。

　　那麼，該怎樣把握尺度呢？

　　吃到八分飽，就是感覺自己還能再吃一些時立即停止進食，也就是比完全飽稍微少一些。如何把握必須依靠自己的感覺，因為每個人的食量都不一樣，有些人吃一點東西就飽了，有些人要吃很多才會有飽足感，因此吃飯時，請根據自己的經驗控制食量，**在稍有飽脹感時就停止進食。**

飲食有節的四大好處

餐餐吃八分飽有以下好處：

- **有益大腦健康：**飯吃八分飽的最大「受益者」應屬大腦。如果每頓飯都吃十分飽，可能導致大腦反應遲鈍，加速其衰老。吃得太飽，往往容易陷入嗜睡狀態，這是因為飽餐後人體的血液都流到胃腸系統進行消化，導致大腦缺血。醫學研究也顯示：人如果吃得太飽，一種名為「纖維芽細胞長因數」的物質會在大腦中迅速生長，這種物質會引起腦動脈硬化，而腦動脈硬化是老年癡呆症的誘發因素。因此，平日每餐只吃八分飽，可以**益智延壽**，有益大腦健康。

- **減少脂肪肝的發生：**脂肪肝是現代社會常見的疾病，也是肝硬化的前奏。人為什麼會患上脂肪肝？主要是因為肝臟中脂肪增多。在日常生活中，形成脂肪肝的主因就是每頓飯都吃十分飽，導致營養過剩、脂肪增多。所以，為了保護肝臟，最好吃飯只吃七、八成飽，中老年人更應如此。

- **有效延緩衰老：**雖說人體衰老是所有人必經的過程，但衰老的時間和速度會受到許多因素的影響，營養就是其中最重要的一種。為了維持生命，人們從食物中獲取各種營養物質，也就是所謂的能量，如果能量的消耗與攝取能長期保持平衡，人體就會處於健康狀態。換句話說，消耗的能量如果長期大於攝取的能量，往往會出現體重減輕、身體消瘦，以及免疫功能下降等症狀，極易導致疾病的發生；相反地，攝取的能量大於消耗的能量則會使體內能量過剩，導致脂肪堆積、體重超重，甚至因為肥胖而患上各種慢性疾病。由此可見，能量的過少和過多都有損健康，將會加速人體衰老。

- **有益於腸胃的健康：**飯吃八分飽的感覺是**最舒服的**。飯後，人體中的大部分血液都集中到腸胃來幫助消化吸收，在此期間，大腦

通常處於缺血、缺氧狀態。一個人假如暴飲暴食，不自覺地為自己猛加餐飯，吃到十成飽，或者一餐攝取了相當於二至三餐的熱量，勢必造成腸胃的負擔，從而引起腸胃的病變，嚴重的話，甚至會引發死亡——「**撐死**」的說法雖然稍顯誇張，但也不是沒有可能。

晚飯少一口，活到九十九

　　回族人飲食很規律、節制，甚至還有入夜不吃飯的習慣，他們深知夜晚進食過量或太晚吃的害處。

晚餐三大原則

　　現代社會，人們生活節奏快速，很多人早飯和午飯吃得很隨意，可是一到晚上，就會為自己準備一頓豐盛的大餐——這是非常錯誤的做法！

·晚上吃得少，身材才會好

晚上少吃才有益於健康，因為吃完晚飯，離休息的時間就不遠了。《內經》說：「人臥血歸於肝。」晚上休息的時候，血液都運行到肝臟去工作，脾胃的氣血自然就減少了，此時，吃進去的食物不但不容易消化，還會堆積在體內，不只影響身體健康，還會引發肥胖。

·晚餐七點前，消化才會好

晚餐不僅要少，也不能太晚吃。古代醫典說：「夜半之食宜戒，申酉前晚食為宜。」就是指**半夜不應該吃東西**，晚飯時間最好在申（下午三點至五點）、酉（下午五點至七點）以前，這與我們現在大多數人的晚飯時間是一致的（下午六點至七點）。

晚飯為什麼不能吃得太晚呢？因為吃得太晚，接近睡覺時間，缺少活動機會，脾臟進入休息狀態，不能正常地運轉與消化食物，就會引發各種各樣的疾病。回族的養生俗語——「飯後就睡覺，猶如吃毒藥」，說的正是這個道理。

·晚餐少辣少肉，護眼睛又顧健康

晚飯的種類也應慎選，不宜吃辛辣熱性的東西，例如蔥、蒜和薑

等，因為「辛氣歸目」，這些食品不利於人的眼睛。此外，肉食和辛熱食物一般屬於「厚味」，平時就應該少吃，晚餐時間更要注意不能多，而應該以**清淡爽口**為宜。

吃宵夜的四大壞處

回族人幾乎都不吃宵夜，「吃飯就睡覺，猶如吃毒藥」是很多回族長壽老人的口頭禪。

如果因為工作或其他原因，晚上需要補充營養，建議最好選擇碳水化合物——即澱粉和醣類，因為這類食品會間接改善腦部的化學反應，令身體分泌胰島素，從而發揮**鎮靜安神**作用，對失眠者尤為有益。

但具體來說，經常吃宵夜仍對身體有四大害處：

· **第一個害處**：人體的排鈣高峰期常在進餐後四至五小時，如果吃宵夜，當排鈣高峰期到來時，人已上床入睡，尿液便會滯留在輸尿管、膀胱、尿道中，不能及時排出體外，致使尿液中的鈣不斷增加，容易沉積下來形成晶體，久而久之就會逐漸擴大形成結石。

· **第二個害處**：許多人的宵夜常常吃得很豐盛，雖然營養豐富，但如何消化卻是個難題。醫學研究顯示，人們往往選擇大量的肉、蛋、奶等高蛋白食品作為宵夜，這些食品會使尿中的鈣增加，除了降低體內的鈣貯存量，誘發兒童佝僂病、青少年近視和中老年骨質疏鬆症，另一方面還會大大提高患尿道結石的可能性；如果再加上飲酒，則更容易與酒精脂肪肝結緣。

· **第三個害處**：如果宵夜吃的多是高脂肪、高蛋白的食物，很容易使人體內的血脂突然升高。人體的血液在夜間經常維持高脂肪含量，若此時又進食太多，或是頻繁、屢次進食，將導致肝臟合成的血膽固醇明顯增多，刺激肝臟製造更多的低密度脂蛋白。此外，一旦運載過多的膽固醇到動脈壁堆積（包括陰莖動脈），也成為動脈粥樣硬化和冠心病、陽痿的誘因之一。同時，長期宵夜

過飽還會反覆刺激胰島，使胰島素分泌增加，久而久之，便造成分泌胰島素的 β 細胞功能減退，甚至提前衰退，發生糖尿病——以上這些病症均能影響性功能，導致性衰退。

· **第四個害處**：宵夜過飽會使胃鼓脹，對周圍器官造成壓迫，胃、腸、肝、膽及胰等器官在餐後的緊張工作會傳送資訊給大腦，引起大腦活躍，並擴散到大腦皮層其他部位，誘發失眠。《內經》也說：「胃不和則臥不安。」意思是腸胃不和，睡覺就不會安穩，而晚餐過飽、過晚或是吃宵夜，正是「胃不和」的主要原因之一。

吃錯晚餐可以和「夜醉」相提並論，都會導致眾多疾病的發生，所以必須盡力避免——「夜飯少一口，活到九十九」說的正是這一點。

多吃蔬菜少吃肉，粗米淡飯能長壽

　　「多吃蔬菜少吃肉，粗米淡飯能長壽。」這是回族的養生口訣，可以說是至理名言。很多人都以為要吃肉才能得到最好的營養，因此聽到「多吃蔬菜少吃肉」時，第一個反應就是：「吃肉有什麼不好？成千上萬的人都在吃，我為什麼要少吃或不吃？」然而，全球健康統計數字在在顯示：吃肉最多的國家，患病——特別是心臟病和癌症——的比例也最高，而各地吃素的民族患病率最低，這就是應該多吃蔬菜少吃肉的最有力證據。

不能只吃蔬菜不吃主食

　　蔬菜能營養人體、充實臟氣，使體內各種營養素更完善且充實；要想獲得全面的營養，就必須攝取蔬菜。不過，現代人光吃菜不吃飯（主食）是不對的，光吃肉不吃蔬菜或多吃肉少吃蔬菜也不行。

　　蔬菜的特點是**水分**、**維生素**以及**纖維素**含量豐富，這是水果所不能及的，故水果不能代替蔬菜。在蔬菜的營養值中，以維生素C最為重要，肉類能提供其他維生素，卻無法提供維生素C——所有蔬菜均含有維生素C，有些含量相當豐富，如辣椒、番茄、萵筍（注：A菜的菜心）和蘿蔔等，與水果相當，有的蔬菜甚至可當水果吃。

菜當貴，肉當賤

　　儘管蔬菜有重大的營養價值，可惜很多人卻對此認識不足……

　　有一次，我在上海某著名酒店參加一個很重要的會議，午飯時，參加會議的代表一律吃自助餐。酒店的自助餐製作極為精美，品種繁多，雞鴨魚肉蝦貝，煎炸烹炒涼拌，加上幾十種小吃麵點，多種水果飲料，還專門為少數民族人士設置了專區，可以說非常齊備。然而，我找來找去，只在幾道涼拌菜裡找到了一些蔬菜，我好奇地問廚師：「為什麼不烹調一些蔬菜呢？」負責配餐的廚師告訴我說：「參加這個會議的都是些知名人士，對餐點的要求標準很高，我們覺得蔬菜太普通，所以只做了兩、三道涼拌菜。」

　　說來也巧，我有一位朋友曾在二〇〇八年做過奧運志工，當時他的工作是奧運餐飲服務。我問他說：「奧運供應的餐點都是些什麼？」他答道：「品項很豐富，只是蔬菜非常少，基本上都是雞鴨魚肉蛋和各種主食……」雞鴨魚肉是高級菜，而綠色蔬菜卻顯得上不了檯面——這在大多數人眼裡，已是根深蒂固的觀念。既然是有錢人，過的是富裕生活，在飲食上自然要少吃蔬菜多吃肉了，然而這樣下去，肥胖率當然會直線飆升，各種慢性病也就相應而至。中國九大城市的相關調查顯示，多吃肉少吃菜，正是導致兒童肥胖的錯誤飲食習慣之一，而孩子們錯誤的飲食習慣大多都是**受父母家人影響**的結果。

　　貴肉而賤菜的觀念，與中國過去的貧窮生活有關，很多人的食品營養知識相當貧乏，對國際飲食市場更是所知甚少。說到這裡，我想起曾陪一些外國朋友逛中國超市的經驗，看著一塊錢一斤的蔬菜，他們露出不可思議的表情：「中國實在是最適合健康生活的國家，中國人比我們幸福多了！」

　　外國朋友有這樣的感慨不難理解，因為蔬菜的營養價值以及對於預防各種慢性疾病的重大意義，實在是太突出了。在歐洲國家，連一些常見的蔬菜價格都很貴，然而，外國蔬菜和中國蔬菜其實沒什麼兩樣，營養成分也不比中國的蔬菜高多少，其價格之所以昂貴，就是國外對蔬菜的營養價值有很深入的認知。

　　相比之下，肉類食品在中國人眼中看來似乎很高級，但在西方卻相對廉價。舉例來說，漢堡之類的食物在國外的價格都非常低，遠不及蔬菜，很多留學生回國時都要大吃特吃蔬菜。許多人以為，價格低的食物營養價值一定也比較低，昂貴的食物則一定「物有所值」，這其實是「不買最好，只買最貴」的暴發戶思維。食物的營養價值和價格毫無關係，價格與市場有關，而營養價值則與人體需求有關。食物是否高級，完全來自社會經濟和心理因素，無關科學理性，而科學告訴我們——**有蔬菜的生活，才是健康的生活。**

水果營養助瘦身，進食有訣竅

　　水果含有豐富的維生素、礦物質以及食物纖維，還有一部分植物性蛋白質，可輔助主食，從而提供更加全面的營養。吃水果的主要目的在於補充另外三類營養素，即水、維生素和礦物質。所有水果均含有維生素C，其中紅棗、廣柑和橘子等的含量相當豐富，所以水果被認為是人體獲取維生素C的重要來源。

水果餐前半小時吃

　　營養學家提出，餐前半小時進食水果對於營養的吸收最有幫助；餐前進食水果可以**防止正餐吃過多**導致肥胖，因為水果中含有大量的果糖和葡萄糖，能夠快速被身體吸收，提高血糖濃度，降低食慾；水果內的粗纖維還可以讓胃部有飽足感，有效輔助節食。

　　回族人一直都很喜歡吃水果，歷史悠久的「回民果碟」，是回族在招待客人時最先端上桌的開胃菜；如果是重要的客人，還要擺上九至十三種不同種類的果碟，稱為「九葵十三花」。「回民果碟」一般以盤子盛裝，用筷子夾食，裡面放有乾果和切成牙或瓣狀的鮮果，例如葡萄乾、杏脯、杏仁、核桃仁、蘋果、梨與紅棗等；紅棗色亮味美具養血補氣之效，核桃仁能健腦益智，蘋果則含有豐富的維生素……小小一盤果碟營養齊全，餐前食用更利於人體吸收，是非常科學的飲食習慣。

　　切水果的時候，回族人還會講一些祝福的話，因為果碟是吉祥之物，吃後能消除百病。根據盛放的果品鮮乾程度，果碟可以分為乾果盤和鮮果盤，其中，乾果盤在製作時，要先將各類果品洗淨浸泡，等一段時間後撈出，撒上白糖，使其味道更加甜美。令人遺憾的是，因為製作工藝和程序比較麻煩，「回民果碟」這道美食現在已經很少見到了。

吃對水果不生病

　　水果雖然營養豐富，功效頗多，但吃的時候也是有些宜忌的。夏季是

榴槤熱銷的時節，我認識一位女士，她十分相信民間所謂的「一隻榴槤三隻雞」的說法，於是趁著榴槤上市一陣猛吃，心想這下可以好好補補身子了。不料沒過幾日，這位女士就出現口腔潰瘍、便祕及發熱等諸多不適，到我這裡來診治，才知道是盛夏時節榴槤吃多了上火所致。

　　人的體質有寒熱之分，水果按其食物屬性也可分為**熱性**、**寒性**和**中性**，榴槤、荔枝、鳳梨、龍眼和水蜜桃等熱量高、糖分高的水果性溫偏熱；奇異果、西瓜及香瓜等熱量低，富含纖維，脂肪和糖分較少，屬於寒性水果；蘋果、生梨、葡萄與香蕉，則屬於比較溫和的中性水果。從回醫的角度而言，吃水果也講究陰陽調和，體質偏熱的人應多吃涼性水果，偏寒的人就應多吃溫性水果，陰陽調和、體質不寒不熱的人不管吃哪類水果，只要不過量，都不會影響身體健康。

三餐只吃水果，頭昏眼花損健康

　　需要注意的是，一些女性朋友片面地認為正常的飯菜是致胖的禍因，視水果為美容減肥的法寶，認為「夏天三餐水果，美容纖體兩相宜」，於是趁著夏天胃口不佳，刻意減少飯菜攝取量以水果代之；時間長了，體力明顯下降，出現頭暈眼花、疲憊乏力等營養不良症狀。在這裡提醒那些愛美的女性朋友，水果雖然的確有輔助節食的作用，但飲食應以營養均衡為首要原則，不可盲目信奉「水果餐」，否則會損害健康，而且，某些水果其實屬於高熱量食物，吃多了反而會增加肥胖。

回回特產，美味又能保健康

　　自古以來，中國就有「天下黃河富寧夏」之說，黃河之水貫穿大半個寧夏，這條母親之河用甘甜的乳汁滋潤了整個寧夏。這裡全年日照高達三千個小時，無霜期有一百七十天左右，是全國日照和太陽輻射最充足的地區之一。充足的陽光和肥沃的土地孕育了豐富多彩的特色物產，例如年代久遠的傳統寧夏五寶，以及珍珠米、紅瓜子等，國內外均久負盛名，很多都已經融入回民的日常生活保健習慣裡了。

每天一把枸杞子，活到天年的祕密

　　枸杞為寧夏五寶（枸杞、甘草、賀蘭石、灘羊肉、髮菜）之首，在中國享有盛名，不只品質純正，產量豐盛亦居全中國之冠。

枸杞的養生傳說

　　關於枸杞的養生功效有許多有趣的傳說，比較常聽到的為以下兩則：

　　傳說在唐代，一名西域商賈傍晚住宿客棧，見一女子斥責老者，商人上前責問：「妳何故這般打罵老人？」那女子道：「我教訓自己的孫子，與你何干？」聞者皆大吃一驚。原來，此女子已**兩百多歲**，老者也已是九旬之人；他受責打是因為不肯遵守族規服用草藥，弄得未老先衰、兩眼昏花。商人驚詫之餘忙向女人瑞討教高壽祕訣，女人瑞見此人一片真誠，便告訴他，她一年四季每天都會吃一把枸杞。

　　還有個故事十分類似，相傳在北宋年間，有位朝廷使者在出使途中遇見一位外表看來約十六、七歲的姑娘，手執竹竿正在追打一個白髮蒼蒼、弓腰駝背的老翁，使者攔住那姑娘責問為何這樣對待老人，那姑娘回答：「這人是我的曾孫兒。」使者驚道：「那妳為何要打他呢？」答曰：「家有良藥他不肯服食，年紀輕輕就這樣老態龍鍾，頭髮也白了，牙齒也掉光了，就因為這樣，我才要教訓他。」使者好奇地問道：「妳今年多少歲了？」姑娘回道：「我今年已經有三百七十二歲了！」使者聽後更加驚異，忙問有什麼方法能得此高壽？姑娘說，「沒有什麼神祕方法，只是常年服用一種叫枸杞子的藥。」聽罷，使者急忙記錄下來，相傳至今。

　　這些傳說當然有誇張的成分，但關於枸杞的功效卻是說得一點不假，枸杞在**延年益壽**、防病保健上的效果是有目共睹的。

　　《本草綱目》記載：「枸杞，補腎生精，養肝，明目，堅筋骨，去疲勞，易顏色，變白，明目安神，令人長壽。」從現代醫學的角度來看，枸杞含有蛋白質、脂肪、糖、礦物質、胡蘿蔔素、核黃素，以及鈣、磷、鐵等多種礦物質和十八種氨基酸，因而有增強免疫功能、抗腫瘤及降血脂等藥理作

用。動物實驗也證明，枸杞降低血糖的效果，有利於糖尿病患者的治療和康復；抑制脂肪在肝細胞內沉積和促進肝細胞新生的作用，能保護肝臟；降低血中膽固醇的作用，能防止動脈粥樣硬化的形成。此外，枸杞還能促進造血功能，預防貧血，是滋補強身的佳品。

富含抗癌之王──硒

　　二〇一一年五月二十一日，《新消息報》根據國家國土資源部門的調查，大篇幅報導了〈寧夏銀川盆地首次發現富硒土地資源二千八百平方公里〉一文，證明寧夏地道的枸杞是富硒的綠色保健食品。

　　硒是人體所需的礦物質之一。自從一八一七年瑞典科學家貝采利烏斯發現硒之後，它的功效逐漸被揭示。人體若通過富硒產品適量補硒，可有效提高機體免疫力、抑制腫瘤、防治心腦血管疾病、保護肝臟、抗氧化、延緩衰老和保護修復細胞，也因此，硒素有「生命的火種」、「抗癌之王」、「心臟的守護神」及「天然解毒劑」等美譽。

枸杞的使用方法

- **八寶茶**：寧夏人常喝的八寶茶，雖然八種材料沒有固定的配方，但枸杞是其中必備的食材。
- **自創枸杞飲品**：除了八寶茶，也可以自己調配其他各種枸杞飲品，用開水沖泡後，當茶飲用，但要注意不宜與綠茶搭配，可與貢菊、金銀花、膨大海和冰糖一起泡。
- **枸杞水**：枸杞洗淨後加清水煮，大火煮開後轉小火煮十五至二十分鐘，飲用時連水帶枸杞一起吃掉。
- **生吃**：這是最簡單且效果最好的方式，健康的成年人每天吃二十克左右，如果想要有治療的效果，每天最好吃三十克左右。
- **其他**：其他尚有枸杞入菜、做罐頭、做糖等各種方法。

眾藥之王——甘草

　　甘草，別名蜜甘、美草、蜜草、蕗草或靈通，回族稱甘草為「曲曲不牙」，即「甜棍」之意。現實生活中，甘草**無處不在**，女性愛吃的梅子、陳皮、橄欖等零食，幾乎都添加了能夠帶來甜味的甘草。

　　甘草味甘，性平；歸脾、胃、心、肺經；氣和性緩，可升可降；具有益氣補中、緩急止痛、潤肺止咳、瀉火解毒、調和藥性的功效；主治脾胃虛弱、食少倦怠、心悸氣短、臟躁證、腹痛瀉痢、四肢攣痛、咳嗽氣喘、咽喉腫痛、口舌生瘡、小便淋痛、癰瘡腫毒，以及藥食中毒。

「國老」甘草

　　甘草入藥已有悠久歷史，早在二千多年前，《神農本草經》就將其列為藥之上乘；南朝醫學家陶弘景將甘草尊為「國老」，說：「此草最為眾藥之王，經方少有不用者。」

　　甘草之所以被尊為「國老」，在李時珍的《本草綱目》中有所解釋：「諸藥中甘草為君，治七十二種乳石毒，解一千二百草木毒，調和眾藥有功，故有『國老』之號。」甘草不僅有補脾益氣、潤肺止咳和緩急止痛等強大的功效，還可與補藥、瀉藥、寒藥、溫藥與涼藥等各類藥物配合使用，有**調和藥性**的功能，因此在中醫界有「十方九草」、「無草不成方」之說。

　　關於甘草的來源，回族有個有趣的傳說：

　　很久以前，有位回醫心地善良，經常無償為窮人治病。有一天，他外出為鄉民治病未歸，家裡卻來了許多求醫的人，他的妻子一看這麼多人病痛難忍，而丈夫一時又回不來，便暗自琢磨：「丈夫替人看病，不就是用那些草藥嗎？我何不替他包點草藥打發打發這些求醫的人呢？」正好地上有一大堆乾草棍，她拿起來咬一口，甘甜怡口，於是就把這些乾草棍切成小片，用紙包好，發給那些病人。過了些日子，幾個病癒的人登門答謝，回醫不知所以，妻子把他拉到一邊，小聲對他描述了這件事情。回醫心生怒氣，一邊指責妻子亂開藥，不負責任，一邊又急忙詢問那些人的病情，方知他們分別患

了咽喉疼痛、中毒腫脹之病，而這乾草棍正好有治療這些病的功效。此後，這位回醫便在治療咽喉腫痛和中毒腫脹時，使用這種「乾草」；該草藥味道甘甜，回醫便把它稱作「甘草」，一直沿用至今。

藥中和事佬，服用需慎重

甘草多生長在乾旱、半乾旱的荒漠草原、沙漠邊緣和黃土丘陵地帶，在黃河灌溉區的田野和河灘地也很容易繁殖；它適應性強、抗逆性強，是植物界抗乾旱的能手、鬥風沙的先鋒。寧夏歷來就是甘草之鄉，多產於鹽池、同心、靈武及中寧等地；這一帶由於雨量少、日照充裕、溫寒相容、土層深厚，培育出的甘草獨具特質，被醫藥界稱為「西正甘草」，以骨重粉足、條幹順直、加工精細聞名。

有一次我去探望一個開中藥店的老朋友，這位朋友為人精明能幹，很會招攬顧客，生意做得非常興旺。哥倆一碰面，我便察覺他身體有恙，於是直言相告：「老朋友，你的身體出問題了，應該服藥治療。」這位老朋友本身做的是藥店生意，醫學知識自然懂得不少，他知道我從不妄言，但自覺身體沒什麼毛病，也就沒把我的話放在心上。幾日後，我接到他兒子的電話，說父親突然昏倒在店裡，因為知道我和他父親是老交情，於是打電話向我求助。我要他煎一味甘草湯，老朋友服下不久便甦醒了。

之後，他向我問及病因及處方，我解釋道：「你在中藥店工作多年，長期接觸各種藥材，藥能治病皆因其有毒性（偏性），日久藥氣深入肌膚臟腑，容易中毒；而甘草能升能降，能浮能沉，最善調和藥性，能解百藥之毒，所以有效。」

古人說：「甘草，味至甘，得中和之性，有調補之功。故毒藥得之解其毒，剛藥得之和其性，表藥得之助其外，下藥得之緩其速。」意思是，甘草在藥方裡，通常不是擔任主要的治療角色，而是幫助「君藥」發揮功能，並**減輕一些藥物的副作用**，使諸藥能同舟共濟，驅除疾患。雖然如此，若配伍應用失當，甘草則當和不和，當解不解，增藥之毒，助邪肆虐，正因如此，甘草又有「藥中和事佬」這毀譽參半的稱號。

　　儘管甘草有很多功效，但是藥三分毒，以下情形要特別注意，不可隨便服用甘草片。

服用甘草注意事項

1. 不宜長期服用。
2. 胃炎及胃潰瘍患者慎用。
3. 外觀或味道有變化時要禁用。
4. 如服用過量或發生嚴重不良反應時應立即就醫。
5. 不宜與利血平、降壓靈、複方降壓片等降血壓藥物並用，因為甘草會引起高血壓並發生低血鉀，與降血壓藥物相抵觸。
6. 不可與鯉魚同食，易中毒。
7. 孕婦以及兒童應慎用。

　　一般而言，複方甘草片的用藥時間為三至七天，如果用了幾天療效不佳就要考慮換藥治療，不要再繼續服用。至於患有高血壓、糖尿病、心臟病的人則要特別注意以下事項：

・**高血壓**：高血壓患者一般長期服用降壓藥，而甘草片裡的甘草流浸膏與降壓藥合用可能會使血壓升高，因此，專家提醒，高血壓病人在服用甘草片時，應注意自己的血壓情況，一旦發現血壓升高，就要馬上停藥。

・**糖尿病**：甘草片的主要成分是甘草酸，服用後的水解化學反應會使人血糖升高，因此，患有糖尿病的人在服用複方甘草片時要時時檢測自己的血糖值，一旦發現血糖上升，就要立即停藥。

・**心臟病**：甘草片會促進鉀排泄，使血液中的鉀濃度降低，導致心臟對毛地黃（digoxin）藥物敏感性上升，容易引起中毒，所以心臟病患若因心力衰竭服用毛地黃時，應禁用複方甘草片。

補血好氣色，可以靠髮菜

　　我有位女患者的職業是空姐，長得非常漂亮，皮膚很好，白裡透紅；但在做了子宮外孕的手術後，皮膚不再潤澤，精神變差，連走路都很疲倦。她來找我診治，我發現她是由於手術後氣血不足，因此建議多吃些**補血**的藥品，並向她推薦寧夏的一大特產——髮菜。

最名貴的黑寶

　　髮菜又名江離，由於其乾製品色澤烏黑、細長如絲、蜷曲蓬鬆，恰似女子蓬亂的頭髮，故得髮菜之名。髮菜在中國有悠久的食用歷史，唐宋時期就遠銷東南亞各國，主要產於內蒙古高原和青海、寧夏、甘肅等地區，其中又以寧夏的產量最多，品質也最好，是寧夏「五寶」中最名貴的「黑寶」，不但是回族人延年益壽的養生特產，也是喜慶宴席中不可缺少的珍品佳餚。

　　關於髮菜，歷史上也有個有趣的故事。話說清康熙年間，著名文人李漁有一次應邀去甘州（今甘肅張掖）朋友家做客。返回江南家鄉前夕，李漁看見炕上有一些「亂髮」，他責怪使女懶惰，連落髮也不知清掃，使女笑著說：「這不是亂髮，是當地山珍，是主人特意送給您作為南歸的禮物，我包裝時不小心散落了一些在炕上。」李漁將髮菜帶回家，宴請親友品嚐，眾人皆表示讚嘆，甚至還作詩讚美其脆滑細嫩、咀嚼有聲，從此髮菜名冠江南，且髮菜與「發財」諧音，有祝願意味，故深受人們喜愛。

氣與血的關係

在中醫學中，氣屬陽，主動，有推動、溫煦、營養、固攝、調節的作用，血液的運行被認為是心氣的作用，也可以說是心陽的作用；血屬陰，主靜，性涼，其運行靠氣的推動和溫煦，為了讓血液按一定的脈道運行，不至於逸出脈外，需要氣的固攝作用，而氣的來源則是血的營養。血屬陰，氣屬陽，血的寧靜與氣的推動、固攝之間形成陰陽的協調平衡，保證了血氣的正常運行。回醫也認為，氣血是人體五臟六腑與四肢的重要營養成分，亦是人精神狀態的基礎，血運行於脈，營養人體內外。

　　髮菜性味甘、寒，無毒；入肝、腎、膀胱經；具有補血氣、清熱消滯、軟堅化痰、理腸除垢、解毒滋補、通便利尿、化濕去膩、散結和降血壓的功效。回醫認為，髮菜還有**調節神經**的作用，可作為高血壓、冠心病、高血脂、動脈硬化與慢性支氣管炎等病症輔助食療的理想食物。

髮菜之外的健康黑食物

　　但是，由於人們濫挖髮菜，草原植被受到大面積破壞，原本十分脆弱的生態環境進一步惡化，加速了草原沙漠化與一些珍稀物種的滅絕。所以自西元二千年起，中國已經明文禁止採集和銷售髮菜，現在雖然吃不到中國的髮菜，但相關的黑色食物如黑豆、黑芝麻和黑米等也已經得到科學認證，同樣極具營養價值。

　　對於黑色食物的食用，穆罕默德在《聖訓》中早有這樣的記載：「你們多用黑糧，黑糧能治百病，唯死不知。」下面我會再介紹幾種可供大家選擇的黑色食品。

藥食兩用的黑豆

　　黑豆味甘、性微寒，藥食兩用，具補腎益陰、健脾利濕及除熱解毒之效，適用於：腎虛陰虧，消渴多飲，小便頻數；肝腎陰虛，頭暈目眩，視物昏暗，或鬚髮早白；腳氣水腫，或濕痹拘攣、腰痛；腹中攣急作痛或瀉痢腹痛；服熱藥不適……等。

　　最新的研究證實，黑豆的確具有**降血脂**、**抗氧化**和**養顏美容**的效果。由於黑豆含有百分之十五的油脂，以不飽和脂肪酸為主，因此可促進膽固醇的代謝、降低血脂。

　　黑豆的吃法很多，煎湯，作丸、散，或煮食均可。要特別注意的是，不能每日將黑豆當飯吃，因為不易消化，但如果將之煮湯或和肉、魚類一同烹煮，則也有同效。以下就介紹兩種一般回民家庭常用的煲湯方法：

▶ 黑豆枸杞雞爪湯

材料 黑豆一百克、枸杞子十五克、雞爪兩百五十克、鹽適量

醫典裡的黑豆處方

有以下資料為證，一千三百多年前在伊斯蘭《聖訓》中所記載對黑豆的推廣，真的是有利於健康的：

- 《增補內經拾遺方論》：明朝宮廷太醫——劉俗德在書中所記之「煮料豆藥方」，其中「豆」指的就是黑豆，老人服之能烏鬚黑髮、固齒明目。
- 《本經逢原》：清朝名醫張璐提到：黑豆「入腎經血分，同青鹽、旱蓮草、何首烏蒸熟，但食黑豆則鬚髮不白，其補腎之功可知。」是以黑豆與藥物同煮，然後去藥食豆的方法。
- 《本草綱目拾遺》：書中明確地說：「服黑豆能益精補髓，壯力潤肌，髮白後黑，久則轉老為少，終其身無病。」
- 《普濟方》：明朝時傳世，中國歷史上最大的方劑書籍，詳細地記載了主要以黑豆製成的消渴救治丸：炒香黑豆與天花粉各等分，研為細末，麵糊為丸。每次十五克，每日二次。本方取黑豆補腎養陰，天花粉為中醫治療消渴的重要藥物，原方用以「治腎虛消渴難治者」，也是藥食同源的方法。

作法 1. 黑豆揀去雜質，用清水浸泡三十分鐘備用。

2. 雞爪洗淨，放入沸水鍋中燙熟。

3. 鍋中倒入適量清水，放入雞爪、黑豆和枸杞子，先用大火煮沸，撇去浮沫，再改用文火煮至肉、豆爛熟，加鹽調味即可食用。

功效 補充人體膠原蛋白，補腎、活血，同時還有增加膚質彈性和美白祛痘之效。

▶ 黑豆烏骨雞湯

材料 黑豆一百五十克、何首烏一百克、烏骨雞一只、枸杞子六克、紅棗十枚、生薑（注：相對於乾薑——經過太陽曝曬的生薑而言，生薑可能是嫩薑也可能是老薑）五克、鹽適量

作法 1. 烏骨雞宰後除去毛與內臟，洗淨。

2. 將黑豆放入鐵鍋中乾炒至豆衣裂開，再用清水洗淨並晾乾備用。

3. 何首烏、枸杞子、紅棗以及生薑分別洗淨，接著將紅棗去核、生薑刮皮切片。

4. 鍋中入適量清水，大火煮沸後下黑豆、何首烏、枸杞子、烏骨雞、紅棗和生薑，轉中火煲約三小時，最後加入鹽，即可起鍋食用。

功效 有補血養顏、烏髮及養心安神的作用。黑豆本身就有滋補肝腎、活血補血、豐肌澤膚等功效，久服可使皮膚變得細白又光潔；何首烏補肝腎、益精血；烏骨雞健脾補中、養陰退熱；枸杞子可以滋陰補腎抗衰老；紅棗健脾和胃、益氣生津，多食可使人臉色紅潤。

滋陰補腎不要急，健脾暖肝有黑米

　　超市裡常可看到黑米，這是藥用價值非常高的一種稻米。古書記載，黑米具有滋陰補腎、健身暖胃、明目活血、清肝潤腸、滑濕益精及補肺緩筋等功效。經常食用黑米，有利於防治頭昏、目眩、貧血、白髮、眼疾、腰膝酸軟、肺燥咳嗽、大便祕結、小便不利、腎虛水腫、食慾不振和脾胃虛弱等症狀，還可延年益壽。因此，人們稱黑米為藥米、長壽米；又因為由於非常適合孕婦、產婦補血食用，所以也稱月米、補血米；歷代帝王則視其為宮廷養生珍品，稱為貢米。

　　中國所出產的陝西黑米、貴州黑糯米、湖南黑米等，在國際上都相當有名，有「黑珍珠」和「世界米中之王」的美譽，是高血壓、高血糖及高血脂「三高」病人的好伴侶。

黑米料理祕訣

　　黑米所含營養成分大部分都聚集在黑色皮層，不宜精緻加工，食用**糙米**最好。不同於黑豆，黑米的食用方法比較簡單，加入配料一起煮成粥，即可上桌享用。

　　要特別強調的是，黑米必須熬熟、煮爛才比較能夠產生功效，這是因為黑米外層是堅韌的種皮，不煮爛很難被胃酸與消化酶分解，容易消化不良。消化功能差的人更應將黑米**煮到軟爛**再食用，**或以紫米代替**也可以。下面介紹幾種煲粥的方法供大家選擇：

▶ 紅糖黑米暖胃粥

材料　黑米一百克、紅糖適量

作法　黑米洗淨後放入鍋內，加清水煮成粥；煮至濃稠時，放入紅糖再稍煮
　　　片刻即可起鍋食用。

功效　有滋陰補腎、健身暖胃、明目活血等功效，適用於治療肺燥咳嗽、大

便祕結、小便不利、腎虛水腫、食慾不振，以及脾胃虛弱等症狀，對貧血、高血壓、神經衰弱和慢性腎炎等疾病均有療效。尤其適合孕婦、產婦補血之用。

▶三黑補血粥

材料 黑米五十克、黑豆二十克、黑芝麻十五克、核桃仁十五克
作法 材料一同熬粥後加紅糖調味食之。
功效 常食能烏髮潤膚、補腦益智，還有補血之效。

▶黑米枸杞大棗粥

材料 黑米一百克、枸杞子十克、大棗十枚、銀耳十克
作法 材料一同熬粥，熟後加冰糖調味食之。
功效 能滋陰潤肺、滋補脾胃，四季皆可服食。

▶黑米蓮子粥

材料 黑米一百克、蓮子二十克
作法 材料同煮成粥，熟後加冰糖調味食之。
功效 能滋陰養心，補腎健脾，適合孕婦、老人和病後體虛者食用，健康人食之也可預防疾病。

▶黑米桂花粥

材料 黑米一百克、紅豆五十克、蓮子三十克、花生三十克、桂花二十克、冰糖適量
作法 1. 將黑米在水中浸泡六小時，紅豆浸泡一小時。

2. 將黑米、紅豆與蓮子放入鍋中，加水一公升，大火煮沸後換小火煮
   一小時，再加入花生繼續煮三十分鐘。

3.最後加入桂花、冰糖，煮三分鐘即可。

功效 不僅味道甜美，還有滋養皮膚、潤澤頭髮的功效。

▶ 黑豆黑米枸杞粥

材料 黑豆一百克、黑米一百克、枸杞子三至五克、紅棗五至十個、薑汁適
量、食鹽適量

作法 除了薑汁和鹽的所有材料洗淨後，加水適量，用急火煮沸後，改用文
火熬至黑豆爛熟，即可取湯飲用。每日早晚飲用，每次二至三杯為
宜，可長期飲用。

功效 防治慢性腎炎。

食補上品——灘羊肉

　　回族的許多飲食習慣就是在自我保健，例如羊肉就是回族食補的**首選**食物，穆斯林認為羊是潔淨的動物，且性情溫善，所以非常喜歡吃羊肉。羊肉性味甘、溫，具有補益壯陽、禦寒生熱、強身健體和延年益壽等功效；作法也很多，諸如涮羊肉、烤羊肉串及羊肉泡饃等都是聞名全國的特色食品。

　　寧夏有一種羊肉沒有膻味，吃起來也不上火，脂肪均勻、肉質細嫩、味道鮮美，這就是「鹽灘羊肉」，溫補養生之上品。據《本草綱目》記載：「灘羊肉能暖中補虛、補中益氣、鎮靜止驚、開胃健力，治虛勞惡冷、五勞七傷。」可用於治療虛勞羸瘦、腰膝酸軟、產後虛冷、虛寒胃痛和腎虛陽衰等症狀。

　　在認識和實踐回族食療學的過程中，我發現羊肉可以防治很多疾病，像肩周炎、腎虛腰疼、陽痿精衰、形瘦怕冷、病後虛寒、產婦產後大虛或腹痛、產後出血、產後無乳或帶下（白帶）等。

▶ 枸杞羊腎粥

材料 枸杞三十克、枸杞葉五十克、羊腎兩對、羊肉二百五十克、粳米兩百五十克、蔥白少許

作法 羊腎洗淨切成小丁，蔥白切成小段，羊肉也切細，枸杞葉放紗布袋裡紮緊，然後把所有的東西一起放進鍋裡燉煮。熟了以後，根據自己的口味加點調味品，吃起來特別香。

功效 有治療肩周炎的效果，五十歲左右——尤其是女性，經常伏案工作的人如教師等腦力工作者，都要試試這道粥。

▶ 胡蘿蔔燉羊肉

材料 胡蘿蔔（切塊）三百克、羊肉一百八十克、枸杞適量

作法 1. 羊肉切塊川燙，倒入油鍋中翻少至顏色發白，再放入胡蘿蔔塊以及調味料。

　　 2. 倒入清水，放入枸杞，以中火燒開後轉小火，燉半小時或至羊肉爛熟為止。

功效 補氣、補血、養腎，氣血不足者尤其適用。

食療吃牛肉，搭配有講究

　　牛肉被認為是滋養強壯、養胃益氣的佳品，俗語說：「牛肉補氣，羊肉補形。」但這裡是指黃牛的肉，不同種類的牛，因為生長區域和環境各不相同，食物的品性也有很大差異。

　　水牛肉性涼，可以降糖；黃牛肉性溫，可以補氣。黃牛肉的性質，就如同黃牛的性情一樣厚而順，食用後，可以潤枯澤槁、平衡身體。在人們日常食用的禽畜當中，黃牛是體形和力氣都最大的，所以也是最能補益氣力的，不少醫經都曾提及黃牛肉的功效**堪比黃芪**。

　　《醫林纂要》認為：「牛肉味甘，專補脾土。脾胃者，後天氣血之本，補此則無不補矣。」脾胃是人的後天之本，只要脾胃的氣血旺盛，全身的氣血也就得到補益，進而全身的器官也會得到滋養。因此可以說，**補脾胃就是補全身**，補了脾胃之氣就是補了全身之氣。

　　我曾經為汶萊一位大臣的妻子治療過神經性頭痛，效果非常好。這位大臣為了答謝我，邀請我到他在吉隆坡的別墅做客。到了他家，我發現他氣色不是很好，問他身體如何，他說：「不瞞您說，我現在有點腹瀉，胃口也很差，楊師傅能不能幫我調節調節？」

　　我幫他檢查後，發現他最主要的問題是脾腎兩虛。

　　脾和腎是人體最重要的兩個臟器，彼此互相影響。對腎而言，腎是脾胃運行的動力來源，腎虛就會導致脾虛；對脾來說，脾也是腎臟氣血的來源，脾虛氣血不足，腎臟功能也會受影響。

　　腎臟會直接影響大腦，腎虛的時候，會有很明顯的精神萎靡、頭暈或健忘之類的症狀。另外一方面，腎和大小便有密切的關係，腎氣虛的話，大小便都得不到統攝，會出現大小便次數增多等症狀。此外，全身的氣血必須通過脾胃才能化生出來，脾虛自然就沒有力氣。

　　我提醒對方要改善症狀必須從補益脾腎做起，除了教他練習湯瓶養生功（注：湯瓶養生功相關細節，請見《驚人的湯瓶八診‧七代名醫奇效療法》），也提供他一個食療的方子——薑汁牛肉飯。

　　他的湯瓶養生功只練了半個月，症狀就逐漸減輕；為鞏固療效，他每隔一天吃一次薑汁牛肉飯，從那以後，腹瀉便不再來報到，他很高興，還把這食療方推薦給很多朋友。

▶ 薑汁牛肉飯

`材料` 鮮牛肉三兩、粳米四兩、薑汁少許、醬油少許、菜油少許

`作法` 牛肉以薑汁、油炒熟調味之後，與米飯同食。煮好就可以上桌食用，非常方便。

`功效` 牛肉和粳米都屬土，能產生補中益氣、強筋健骨的效果。

牛肉搭配的眉角

除了薑汁牛肉飯，牛肉的吃法非常多，最簡單的有蘿蔔燉牛腩，用胡蘿蔔、白蘿蔔都可以，還有咖哩牛肉、罐燜牛肉，方法簡單而且味道營養都一流。牛肉炒、烤、煎、燉，無論怎麼做都美味，但是怎麼做才是最有營養的呢？對於老年人來說，清燉最合適，清燉牛肉既能將其營養成分最大限度地保存下來，又能保證老人不攝入過多的油脂。

牛肉不易燉爛，烹飪時可以放一個山楂、一塊橘皮或一點茶葉，這樣肉比較容易爛，山楂和橘皮還有行氣的效果，可以在補氣的同時防止氣機壅滯。燉牛肉時放入一些山藥、蓮子或大棗等，更有助於補脾益氣，對脾胃虛弱、氣血不足、虛損羸瘦、體倦乏力者有顯著療效。

· **牛肉配番茄**：補血養顏、美容護膚，牛肉中豐富的優質蛋白質，可以有效改善血虛。
· **牛肉配鹿肉**：補腎效果最佳，非常適合用腦過度、早衰的人。
· **牛肉單吃或配熟地、枸杞、桑葚**：能夠改善腎虛引起的脫髮。
· **牛肉配黃芪**：補氣效果最好。
· **牛肉配山藥**：能強健骨骼。
· **牛肉配天麻**：可以降壓。
· **牛肉配蟲草**：可以提高免疫力。

雖然牛肉的好處很多，但是牛肉的纖維較粗糙不易消化，而且膽固醇和脂肪含量比較高，因此老人、幼兒及消化能力弱的人不宜多吃、常吃，一週頂多只能吃一次。

用對香料，大小毛病不報到

　　自古以來，阿拉伯半島便以擅長種植、製作和使用香料而聞名。早在一千三百年前，回族先民們就通過水陸絲綢之路來到中國，他們不但帶來了阿拉伯珠寶、商品與文化，同時也引入阿拉伯香料，如肉桂、豆蔻、沒藥、麝香、沉香、木香和乳香等。這些香料從很久以前就被廣泛應用於生活之中，既可以在飲食上增味去腥，又有鎮痛活血、調理內臟等保健效果。

來自阿拉伯的保健香料

　　早在一千三百年前，來自阿拉伯的先賢們通過水陸絲綢之路來到中國，不但帶來了阿拉伯珠寶、商品與文化，同時也將香料引了進來。

引入的歷史

　　據史料記載，唐高宗永徽二年（西元六五一年），阿拉伯第三任哈里發（意即「先知的代理人」，繼承穆罕默德權力的人）曾派特使首次來到中國，阿拉伯國家的藥物、醫術以及眾多食用、藥用、香熏、香療的香料從此開始傳入中國。

　　段成式（西元八〇三年至八六三年）撰寫的《酉陽雜俎》便記載了數十種阿拉伯國家的動物、植物名稱，並對其性狀有具體描述，成為唐代及以後中國人認識阿拉伯藥物的重要參考書。

　　西元六五一年至七九八年，阿拉伯先後遣使來華朝貢、獻方藥，多達四十餘次。在那個時期，從阿拉伯、波斯往返中國的船隊每年高達數千艘，主要運送奇珍異寶、各式香料和兩國所需的商品；長安（今天的西安）到處可見穿長袍、大眼睛、高鼻樑，來自中東、波斯的穆斯林商人，當時百姓稱他們為「克姆丹」。

　　唐朝與阿拉伯的交流處於鼎盛時期，朝廷為來自阿拉伯、中東波斯的客商（當時稱為胡商）提供各種方便措施，在繁華街市設立許多香料專賣貨棧，較有名的「波斯邸」和「胡店」所經營販賣的「難求未備之藥」，指的就是來自西域的阿拉伯香料。來自西域的胡商與駔使不只是頻繁出入長安鬧市而已，與此同時，海上貿易的據點廣州（阿拉伯人稱為康府，或稱興克蘭）幾乎也成為阿拉伯香料和中國瓷器、絲綢的集散地，港埠因香料貿易而繁榮起來。

　　宋代，阿拉伯與中國的海上貿易更加繁盛，中國於十一世紀陸續設置市舶司，加強海上貿易的管理。海上貿易的主項仍然是藥材、香料，當時輸入的藥物很多，《宋史》中記載有白龍腦、白砂糖、乳香、膃肭臍（海狗

腎）、龍鹽、銀藥、五味子、扁桃、琥珀、無名異、木香、血竭、沒藥、硼砂、阿魏、熏香、白龍黑龍涎香和蘇合香等。

宋初李昉編纂的《太平廣記》五百卷，多處記載阿拉伯香料輸入中國的過程。當時輸入的香料，據《嶺外代答》記載，多為熏陸香（乳香）、龍涎香、木香、沉香、蘇合香、安息香、丁香及龍腦，此外也包括珍珠、犀角、象牙、珊瑚、沒藥、血竭、阿魏、沒石子、薔薇水、番子花、摩挲石（黑琥珀）、硼砂（注：天然硼砂為藥材的一種，多作外用，內服只能微量使用）、肉豆蔻、白豆蔻、蘆薈與椰棗與無名異等可供藥用的貨品。

那個時期，朝廷已開始認識到阿拉伯香料和中華醫藥的結合對發展提升中華醫藥的價值所在。唐朝曾指派大臣要員李勣、長孫無忌等二十二人，主持撰寫與增修補注梁代陶弘景（西元四五二至五三六年）的《本草經》，稱為《唐本草》，後又命蘇敬等重加修訂，新增藥物一百一十四種，於唐高宗顯慶四年（西元六五九年）頒行，即為《新修本草》，共載藥物八百四十四種。其中，不少藥物以及治方經驗都是阿拉伯中東、波斯所輸入的「舶來藥」，經過中醫長期臨床應用，證實確實有效之後，才被正式載入朝廷頒佈的藥典中。

隨後，唐孟詵《食療本草》和陳藏器《本草拾遺》兩書也收藏了大量來自阿拉伯中東、波斯的醫藥方劑，尤其是現今已佚失的鄭虔《胡本草》和李珣《海藥本草》所收藏的「舶來藥」醫方最多。

也是在這個時期，來自中東、波斯的穆斯林，根據宗教禮儀中的小淨程序創始了最初的「末梢經絡根傳法」，通過千百年不斷的總結完善，以口傳心授、言傳身教的方式代代相傳，此即今天被國家列為非物質文化遺產的湯瓶八診療法。

香料療法的運用

湯瓶八診不僅包含內病外治的八種療法，還注重以阿拉伯香料為主要成分的藥物療法，應用的方法包括：**水療**（將香料溶入水中用以沐浴清洗）、**火療**（將香料和草藥磨成粉用火拍打，以達到祛風散寒、活血化瘀及消病祛

疾之目的）、**油療**（診療師以香料合成的香熏油，按人體的經脈竅穴進行施治以達到通脈活血之目的）等。

在不斷整理與發掘的過程中，我也發明了以香料為主要成分的**香料經脈貼**，使有一千三百年歷史的中阿醫學文化交流瑰寶——湯瓶八診療法煥發出嶄新的生命力。目前，寧夏醫科大學回醫湯瓶八診職業培訓學院已將它列入正式的教學課程。在接下來的幾個章節之中，我將介紹幾種常用香料的食療功能。

胃有寒，食孜然

　　回族的烤羊肉串聞名全國，遍佈大小城市，其獨特的風味讓食客流連忘返。其中，烤肉串必放的一味就是孜然粉，孜然不僅是回族飲食中不可缺少的調味料，也是胡椒以外的世界第二大調味品，既有悠久的歷史，還有非常高的食療價值。

　　「孜然」是維吾爾語，又叫「阿拉伯茴香」，原產於中亞、伊朗一帶，中國產地則在新疆和甘肅河西走廊。孜然除了用於調味、萃取精油，還能有效袪除腥膻異味，對解除羊肉的油膩十分有效，因此成為烤羊肉串不可少的調味料，也是燒烤食品必用的上等佐料。加入孜然的食物口感風味極為獨特，氣味芳香，而且遇油或經高溫加熱後，香味會愈來愈濃烈，因此，除了燒烤以外，也很適合煎、炸、炒等烹調方式。在印度，孜然也是配製咖哩粉的主要材料之一。

　　除了作為調味料，孜然還具有食療價值，有助於消化吸收，以及很好的**殺菌**效果。此外，孜然本身富含鐵元素，有助於刺激胰腺分泌酶，幫助身體吸收營養，促進人體肝臟的**解毒**功能。

　　回族醫學認為，孜然氣味甘甜，辛溫無毒，具有溫中暖脾、開胃下氣、消食化積、醒腦通脈及袪寒除濕等功效。在我行醫的經驗中，也有過使用孜然輔助治療胃寒等症狀的案例。胃寒的主要病因是飲食習慣不良，如食量不節制，經常喝冷飲或吃冰涼的食物，再加上生活節奏快、精神壓力大，就更容易導致胃病。

　　我治療過一位患者，他飽受胃寒之苦已有多年，胃部喜熱怕冷，常常覺口淡，流清涎，很不舒服；吃了生冷冰凍的食物後更甚，嚴重時連水果也不敢吃。他一直在尋求治療之道，用過各種中西胃藥，效果均不理想。後來經人介紹找到我，我用湯瓶八診療法為他進行了徹底的診治，並建議他用兩道食療方輔助調養。一段時間後，他的胃寒症狀徹底消失，吃水果也完全不成問題，就連從前碰都不敢碰的霜淇淋、雪糕之類的美食，現在飯後也可少量食之，沒有任何不適的感覺。

　　此外，我還有一個孜然的**祕方**，就是直接將孜然炒熟後研磨成粉，就著醋服下去，除了可以祛除寒氣，還有助於治療心絞痛和失眠等症狀。

▶孜然馬鈴薯

材料 馬鈴薯適量、乾辣椒適量、薑末適量、油三匙、孜然粉二匙、黑胡椒粉三分之一匙、雞粉半匙、鹽三分之一匙、香菜末適量

作法 1. 馬鈴薯去皮洗淨，鍋內燒開水，放入馬鈴薯後中火煮二十分鐘，撈起晾冷後備用。

2. 將放涼的馬鈴薯切成丁，乾辣椒也切成丁，油燒熱，以小火炒香薑末和乾辣椒，倒入馬鈴薯丁開大火拌炒均勻。

3. 加入孜然粉、黑胡椒粉、雞粉和鹽調味。撒入香菜末炒勻入味，即可上碟。

功效 調理胃寒。

注意事項

1. 馬鈴薯丁建議用孜然粉調味，不宜選用孜然粒，否則會不時吃到孜然粒，影響口感。

2. 中火煮至馬鈴薯可用筷子直接捅穿，表示就已經熟了。大火煮易軟爛不成形，故不建議。

3. 馬鈴薯澱粉含量高，下鍋後要快炒，以免黏底燒焦。

4. 孜然用量不宜過多。此外，孜然性熱，夏季應少食，秋冬可多食。便祕或患有痔瘡者則應少食或不食。

▶孜然羊肉

材料 羊肉片一百克、香菜一株、花椒粒一小匙、蔥適量、薑適量、白糖適量、生抽（注：淡色醬油，味道鹹）兩小匙、料酒適量、孜然粒（或孜然粉）一小匙、鹽適量

作法　1. 羊肉片倒入開水鍋中燙一下；香菜洗淨，瀝乾水分切段。

　　　2. 鍋燒熱倒油，倒入花椒粒，炸出香味後，將花椒撈出不用。

　　　3. 蔥、薑和羊肉片以花椒油翻炒至變色；調入白糖、料酒與生抽繼續翻炒至水吸乾。

　　　4. 放入適量的孜然粒、鹽，最後倒入辣椒粉、香菜段炒勻，即可出鍋食用。

功效　調理胃寒。

如何選購孜然

這幾年來，市場上常有人出售假孜然，讓消費者吃大虧。最好的識別方法，就是將少量孜然放入水中，若是真的孜然，會漂浮在水面上，且水質保持清澈；相反，如果出現沉底、水質混濁等現象，很可能就是摻假的孜然。

小茴香雖小，治療疝氣很有效

　　小茴香又稱茴香、香絲菜，原產歐洲地中海沿岸，因香味特殊，又能祛除肉中臭氣，使其重新添香，故稱「茴香」。羅馬人喜歡嫩茴香，既因為其特殊的味道，也相信它能抑制食慾；穆斯林在齋戒日也有嚼茴香子以**避免飢餓**的做法。

　　小茴香的主要成分是蛋白質、脂肪、膳食纖維、茴香腦、小茴香酮和茴香醛等，其香氣主要來自茴香腦、茴香醛等香味物質。小茴香可以刺激胃腸的神經和血管，促進唾液以及胃液的分泌，產生增進食慾、幫助消化的功效。其味辛性溫，在醫學上有溫肝腎、暖胃及散寒等作用，作為食療亦相當有所助益。

小茴香有兩種

　　有一次，我與馬來西亞的一位朋友在診所見面，聊興正濃時，他突然疝氣發作，痛得嗷嗷大叫，當時我取**藥用小茴香**一兩，研成粗末，以一杯薑湯為其送服，大約過了二十分鐘，他的疼痛就開始減輕，並且很快就消失了。得知自己的疼痛是被小茴香治好的時候，這位朋友不僅讚嘆我的醫術，也對小茴香的神奇作用驚奇不已。

　　這是藥用小茴香，至於**食用小茴香**，也有十分不錯的療效，尤其是對於疝氣患者。疝氣是指人體組織或器官的一部分離開了原來的部位，通過人體間隙、缺損或是薄弱部位而進入另一部位的病症，多伴有氣痛。疝的發病多與肝經有關，凡肝鬱氣滯，或寒滯肝脈，皆可致疝，亦有先天臟氣薄弱，不能收攝而致疝者。

　　以下幾道小茴香的食療方十分適合治療疝氣：

▶茴香粥

材料　小茴香十五克、粳米一百克

作法 先煎小茴香，去渣取汁，然後入粳米煮為稀粥。每日分兩次服，三至五日為一療程。

功效 有行氣止痛、健脾開胃功效，適用小腸疝氣患者，也適合脘腹脹氣、睾丸腫脹偏墜，以及鞘膜積液、陰囊象皮腫等症的患者。

▶ 茴香無花果飲

材料 無花果二顆、小茴香九克

作法 同水煎服，每日兩次。

功效 溫中散寒，尤其適合疝氣患者。

▶ 橘核茴香粉

材料 橘核適量、小茴香適量

作法 將橘核、小茴香炒後研成細末，再等分混勻即可。每日服一次，每次四至五克，睡前用白水調服。

功效 有溫補肝腎、散寒作用，可用於小腸疝氣，對治療睾丸腫痛也有很好的療效。

▶ 茴香香乳煎

材料 大小茴香各九克、香乳少許

作法 同水煎服，每日飲服一次。

功效 有溫陽散寒之功，適用於小腸疝氣引起的下腹墜痛。

改善生理痛的祕方

　　除了治療疝氣，小茴香還可以有效預防痛經——容易痛經的女性朋友可以在生理期前三天開始喝小茴香煎水，具體做法是每天取十五克小茴香，連

服三天。小茴香的氣味比較濃郁，能理氣、開胃，所以還能緩解胃脹腹痛，方法是喝小茴香茶，作法是將十至十五克的小茴香炒焦，研成粉末，用開水沖著喝。

> **如何選購＆保存小回香**
>
> 小茴香以顆粒均勻、質地飽滿、色澤黃綠、芳香濃郁和無柄梗者為佳品；應密封，保存在陰涼、避光處。

花椒不只祛腥羶，泡腳、食療也好用

　　花椒是中國特有的香料，位列調料「十三香」（花椒、紫蔻、砂仁、肉蔻、肉桂、丁香、大料、小茴香、木香、白芷、三奈、良薑和乾薑）之首，也是回族飲食中最重要的香料之一。

喝花椒水祛寄生蟲

　　花椒可以祛除牛羊肉的腥氣；促進唾液分泌，增加食慾；使血管擴張，從而產生降低血壓的效果。服花椒水不僅能祛除寄生蟲，還有芳香健胃、溫中散寒、除濕止痛、殺蟲解毒、止癢解腥的功效，亦有助於中老年人的內分泌機能衰退，有類似人參、鹿茸的強壯作用。

　　一般人均能食用花椒，但**孕婦**以及**陰虛火旺者**則忌食。

花椒泡腳助睡眠

　　除了食療和藥用價值，花椒用來泡腳也是非常好的選擇。我認識一位回

花椒的食療奇效

花椒在食療上用之得當，也有神奇的功效，下面我針對幾種病症介紹幾個簡單的食療方。

- **虛寒腹痛：**（１）取花椒三克、乾薑六克、香附十二克，以水煎服，每日兩次。（２）花椒十克研成粉末，在鍋內放入少許花生油，待油熱後下花椒粉，略炒片刻，打入一顆雞蛋，一次食用完畢，每日三至四次。
- **腸道與膽道蛔蟲：**可取花椒六克、烏梅九克，以水煎服，每日二至三次。
- **牙痛：**花椒具有局部麻醉、止痛的效果。取十克花椒，加入適量的水，煮約五分鐘，完全涼後，將花椒濾掉，再把花椒水倒入潔淨玻璃瓶中備用。牙痛時，用潔淨棉花棒沾花椒水放到牙痛的部位，緊緊咬住，很快就能止痛。如果想要更簡單點，可放幾粒洗淨的花椒在牙痛部位嚼兩下。
- **風濕引起的肢體麻木：**取花椒三十克，加水五百毫升，煎煮至剩二百毫升，去渣，冷服，蓋被直到出汗，一日一次，連用二至三次。
- **皮膚濕疹瘙癢：**可取花椒九克、苦參十五克、地膚子十二克、白礬九克，煎水熏洗。

醫老前輩，他已將近九十歲高齡，卻依舊精神矍鑠，身體非常健康。他告訴我一個養生祕訣，那就是他每天晚上都會用花椒水泡腳：用一塊棉布包五十克花椒，以繩繫緊，加水煮開後即可用來泡腳；花椒包可以多次使用，一個星期左右換一次新的就可以了。

　　用花椒水比用熱水泡腳促進睡眠效果更好，還有溫中止痛、去濕散寒的功效。其實，花椒水泡腳和當歸、紅花泡腳有異曲同工之妙，都能活血通絡，使整個機體血脈暢通，渾身暖融融的。此外，花椒是一種**天然的消毒劑**，所以用花椒水泡腳還能幫助治療腳氣。

居家常備生薑，病痛不用慌

　　我認識一個退休老幹部，曾經是科委主任，名叫金石。金主任非常熱愛中醫及回醫回藥，也是我父親的好友。有次我去探望這位前輩時，閒聊中他談到自己治療拉肚子的經驗，我在此如實記下，希望對大家有所助益。

　　二〇〇七年冬天，寧夏極為寒冷，金主任和老伴只能一天到晚待在家裡烤火爐，根本沒辦法出門。只不過，金主任還是受了涼，出現了拉肚子的症

妙用無窮的薑

「家備生薑，小病不慌。」薑因保健作用已被使用了幾千年，不僅是人們喜愛的廚房調味料；其性辛溫，還有散寒發汗、化痰止咳、和胃止嘔等保健功效，若再配上紅糖、大棗或綠茶等不同配料，妙用無窮，可以預防許多疾病。

- **大棗薑湯**：薑性味辛溫，可溫中止嘔、解表散寒，大棗性味甘溫，可補中益氣、養血安神；二者合用，可充分發揮薑的作用，促進氣血流通，改善手腳冰涼的症狀。生薑重補暖，大棗重補益，對治療寒涼引起的胃病也很有效。
- **紅糖薑湯**：紅糖具有養血活血的作用，薑湯裡放些紅糖，可改善體表循環，治療傷風感冒。要注意的是，紅糖薑湯只適用風寒感冒和淋雨後胃寒，不適用暑熱感冒和風熱感冒。
- **綠茶薑湯**：新鮮的薑汁對預防中暑很有效果，搭配清熱解毒、益氣舒心的綠茶，效果更佳。取綠茶和薑絲各五克，用沸水沖泡十分鐘左右即可。這道食療方尤其適合在盛暑與秋熱交替時喝，有清熱舒心的功效。
- **鹽醋薑湯**：盛夏之時，天氣炎熱，不少人容易得「空調病」，肩膀和腰背會遭受風、寒、濕等病邪的侵擾，特別是老人肩周炎容易發作。遇到這種情況，可熬鹽醋薑湯熱敷，在熱薑湯裡加少許鹽和醋，用毛巾浸泡擰乾，敷於患處，反覆數次，能使肌肉由張變弛，舒筋活血，大大緩解疼痛，也可用毛巾沾熬製好的熱薑湯敷於四肢痠痛處。
- **薑汁可樂**：這個常見飲品具有防寒去痰的功效，可增加熱量，暖胃驅寒，最適宜在冬季飲用。
- **烏梅生薑**：取兩個烏梅置於碗內，放入適量生薑汁及二十毫升醬油、少許砂糖，然後沖入沸水趁熱飲用，可以有效治療胃痛及腹痛。

要注意的是，熬薑湯應該挑選表皮沒有裂口、顏色鮮豔的新鮮生薑，不要選那些起皺、變乾發黑的。生薑表皮中有較多營養成分，熬湯時，應該少去皮或不去皮，避免養分的流失。另外，生薑性味辛溫，凡屬陰虛火旺、目赤內熱者，不宜長期食用。

狀，可是當時他家裡正好沒有治療拉肚子的藥，又怕冷不願意出去買，怎麼辦呢？

　　金主任的老伴在廚房裡找了一塊生薑，把薑炒乾、炒黑，再加上大米，把米也炒黃以後，和水一起煮，然後讓金主任喝下**薑粥水**，薑粥水很有效，金主任很快就好了。這就是生活中的食療學，回醫的很多經驗就是這麼代代相傳下來的。

　　薑粥水為什麼能治療拉肚子？因為生薑味辛性溫，歸脾、胃、肺經，經過炒製的生薑，有暖胃、驅寒的功效，跟米飯一起炒，更容易被人體吸收；這道薑炒飯專門用於治療脾胃虛寒的症狀，非常有效。

　　很多朋友都有脾胃虛寒的問題，稍微吃一些涼的東西或者不小心受涼就容易腹痛腹瀉，經常感覺腹部冷冷的，喜歡喝熱水，有此種症狀的朋友就可以經常吃生薑炒飯。

▶ 生薑炒飯

材料 老薑一塊、雞蛋一個、米飯一碗、油鹽適量

作法 1. 從老薑上取拇指大小的一塊，切成絲。

　　　2. 鍋中下薑絲，炒乾後放鹽，炒至焦黃後加點油，爆炒一會兒後依次放雞蛋、米飯，放材料的順序不能顛倒。

功效 脾胃虛寒者可多食。

小小胡椒暖腸胃，治病又提味

　　胡椒是香料中的元老，原產於印度，是中西烹調裡的主要香辛料之一，一般加工成胡椒粉，用於烹製內臟、海鮮類菜餚和湯羹的調味，具有袪腥提味的作用。

　　胡椒作為香料傳入歐洲後，深受貴族們的歡迎，甚至曾經引起戰爭。當時，以一袋黃金換取等量胡椒的傳說在西方比比皆是，這種小小的食材在中世紀珍貴無比。早在唐代，胡椒就已由阿拉伯傳入中國。

　　胡椒是回族飲食經常使用的香料，回民常喝的油茶中就放有胡椒。元代飲膳太醫忽思慧《飲膳正要》和明朝養生家黃正一《食物紺珠》兩書均對回民油茶做過介紹：「羊油又作油茶，以油煎滾，用麵粉炒黃攪之，佐以椒鹽蔥桂之類，以凝冷成團。每摘少許，煎湯飲之，冬日最宜，體溫而適口。」其中的「椒」說的就是胡椒。

黑、白胡椒，療效不同

　　胡椒有黑胡椒和白胡椒之分，黑胡椒是在胡椒的果實已長大但未成熟，外表顏色剛剛發紅時即採收，連同外皮一起曬三至四天，乾後成黑褐色的果實。白胡椒是胡椒的果實生長成熟後，其外皮完全變成紅色時採收，先脫皮再曬乾，表面為灰白色。

　　一般來說，黑胡椒比白胡椒味更濃。除了顏色、味道上的區別，黑白胡椒的食療功效也有不同：白胡椒溫胃，黑胡椒溫脾腎，因此在做食療時要選對胡椒，方能發揮其最佳功效。

> **胡椒選購注意事項**
> 白胡椒雖名「白」，實際上是黃灰色的，購買時可別以為愈白愈好。優質的黑胡椒則是飽滿有亮度的黑褐色，也不是愈黑愈好。

　　自一九九一年開始，我就一直客居國外，每年僅回國一、兩次。我在寧

夏有很多朋友，其中一位摯友叫老曹，二〇〇一年回國的時候，老曹已六十
多歲了，問起他的身體狀況，他說一切還好，就是工作、活動的時候腰會痠
痛，做一會兒就得捶捶腰，以前也檢查過，說是慢性腰肌勞損。這個病不怎
麼好根治，他問我有沒有什麼好的辦法，我於是向他推薦一味食療方——雞
蛋蒸胡椒。

▶ 雞蛋蒸胡椒

材料 新鮮雞蛋三至五個、白胡椒適量（最多不超過五十粒）、羊肉五十至
　　　一百五十克、食鹽適量
作法 將所有材料以文火清蒸後即可食用，每晚進食一次，請連續食用三至
　　　五天。
功效 可散氣祛痛，恢復運動功能，對治療腰肌勞損非常有效。

　　我離開後不到半個月，老曹打電話給我，說這個方子的確管用，現在他
的症狀已經明顯減輕，誇我的確有兩下子。腰肌勞損最主要的原因是腰部經

胡椒食用注意事項

- 胡椒性熱燥，不要多吃。陽盛內熱、陰虛火旺體質者，孕婦以及有糖尿病、
  便祕、痔瘡、牙齦紅腫、咽喉腫痛以及各種出血等病症者等，都應該禁食或
  少食胡椒。
- 胡椒會使患眼疾的人雙目乾澀、視力模糊，因此患有眼疾的人最好不要吃。
  明代醫學家李時珍曾在《本草綱目》中寫下這樣一段話：「胡椒大辛熱，純
  陽之物……時珍自少食之，歲歲病目，而不疑及也。後漸知其弊，遂痛絕
  之，病目亦止。」這是說：李時珍年輕時經常患眼疾，卻始終找不出病因，
  後來漸漸發現年年復發的眼疾，竟與自己平時特別愛吃胡椒有關係，停食胡
  椒一段時間後，眼病就好了；康復之後，他又試吃胡椒，很快就覺得雙目乾
  澀，視力模糊。為此，李時珍在《本草綱目》中收錄胡椒時予以指出，以示
  後人。
- 胡椒含有椒辣鹼、揮發油等成分，烹煮時間不宜過長。煮太久，會使營養和
  香味揮發，影響食療功效。

絡受阻、氣血淤滯。腰是人體的軸心，連接上半身與下半身，是陰陽相接的中心點。腰一旦出問題，身體就容易陰陽失調、水火不濟，出現各式各樣影響健康的問題。

　　此外，「腰為腎之府」，腰部出問題，腎也很難好；所以，慢性腰肌勞損的患者一定不能掉以輕心，除了必要的治療外，我建議患者可以試試這道雞蛋蒸胡椒。

溫補腎陽，首選肉桂

古時候，肉桂被視為最珍貴的香料，只在節慶或特殊場合才捨得使用。

妙治美人病

由於喜愛肉桂的香味，古埃及人還將肉桂製成祭祀用的香柱，用以敬神，而回族也有一個關於肉桂的美麗傳說：

相傳古代有一位遠近聞名的才女，有一次，她在撫琴吟唱時，忽感咽喉疼痛，飲漱難下，於是服用了大量清熱瀉火之藥，症狀雖然得以緩和，但藥一停病即復發。

後來，她請到當地一位有名的回醫診治，這位回醫見其四肢不溫、六脈沉細，於是開肉桂一斤讓其服用。藥店老闆對這位才女的病情略知一二，看完處方後，不由嗤笑道：「喉間腫痛潰爛，是大熱的症狀，怎麼還能吃辛溫的肉桂呢？」不肯賣藥給來抓藥的僕人，僕人只得空手而歸，如實回報。才女道：「這位回醫遠近聞名，應該不會口出戲言。現在沒有別的辦法，就先用少量試一試。」

才女親自到藥店買來肉桂，先嚼一小塊，感覺香甜可口，等嚼完半斤後，疼痛已完全消失，進食也沒有什麼障礙了，才女大喜。藥店老闆聞訊，專程求教這位回醫。回醫答道：「這位美人的病，是虛寒陰火導致的喉疾，不用引火歸元的方法便不能治。」

能救「陽中之陽」

肉桂治喉間癰瘡，雖屬特殊情況，但確有溫補腎陽、暖脾胃、除冷積、通血脈之功。根據近代科學家的研究，肉桂可以促進唾液和胃液分泌，增強消化功能，並可舒緩內臟平滑肌痙攣，治療胃痛及婦女經痛，另外還能刺激心肺血液循環；在西方，肉桂則是用來治療**感冒、頭痛、腸胃不適及肌肉緊張**等症狀。

回醫也常以肉桂入藥，根據回醫藥典記載，肉桂味辛甘、性熱，具溫補

腎陽、溫中逐寒、宣導血脈等作用；且肉桂和緩溫厚，能補下焦腎中不足的真火，並引火歸元，平息無根之火，回醫認為它可以救「陽中之陽」，是很好的補益藥品。不過，因為肉桂的藥性燥熱，對身體虛弱的患者及懷孕中的婦女來說，在使用上須特別謹慎，不可過度服食。

陽中之陽

在中醫裡，陽中之陽有兩個意思：

· **指陽的事物中又分屬於陽者：**如胃在臟腑的相對關係中屬陽，胃本身又分胃陽和胃陰，胃陽就是陽中之陽。

· **在陰陽屬性依不同的關係而相對變化時，兩種屬性皆屬於陽者：**例如心在五臟的相對位置居上，屬陽；此外，心主火，心氣通於夏，亦屬陽，故在分辨五臟的相對位置及其功能的相互關係時，心就是陽中之陽。

　　肉桂的食療方很多，下面介紹一些常見、簡單和實用的方子。

▶ 羯羊肉桂湯

材料 羯羊肉（即閹羊肉）五百克、薑十五克、肉桂十五克

作法 1. 將羯羊肉洗淨切片，薑切片，肉桂切段。
　　 2. 鍋中入適量水燒開，下肉、薑、肉桂、鹽共煮，煮至肉熟爛即成。

功效 羯羊肉補中益氣；薑則能解表、散寒、溫中、止嘔和解毒；肉桂可溫中健胃、暖腰膝。三者組成此湯具有補中益氣、溫中健胃等功效，用於治療脾胃虛寒、消化不良及腹部隱痛等病症。

▶ 肉桂奶茶

材料 紅茶包一包、牛奶七十毫升、肉桂粉適量、砂糖適量

作法 將牛奶加熱，放入茶包，待香味溢出之後，再加入肉桂粉及砂糖即可食用。

功效 肉桂可以促進血液的循環，還有助於改善食慾不振的問題，而本品實為一道美味暖身的飲料。

▶ 乾薑肉桂飲

材料 乾薑二十克、肉桂十克

作法 1. 乾薑、肉桂分別洗淨後，置於鍋中，加入清水半公升，急火煮沸五分鐘，改文火煮三十分鐘。

2. 濾渣取汁，分次飲用。

功效 此方溫補脾腎，對大腸癌有很好的防治效果。

▶ 肉桂山楂粥

材料 肉桂四克、山楂三十克、粳米五十克、紅糖適量

作法 將肉桂以水煎二十分鐘，與山楂、粳米同時入鍋煮成粥加糖即可食用。每日一劑，趁熱服食。

功效 肉桂溫中散寒，能擴張血管，使血液循環旺盛，疏通血脈；山楂則可以活血化淤，促進氣血的流通。兩者配合，相得益彰，因為腎陽虛弱而引起的手足冰冷、脾胃虛弱以及血脂高者，服食本方會有非常好的效果。

▶ 大棗肉桂糕

材料 乾薑一克、北芪十五克、大棗三十克、肉桂六克、麵粉五百克、白糖一百五十克、發麵（注：由水、麵粉與酵母或化學膨大劑所調製之蓬鬆麵糰）適量、鹼水適量

作法 1. 將北芪、乾薑、大棗和肉桂放入砂鍋內，加入適量清水，用大火煮沸後，轉小火煮三十分鐘，去渣留汁。

2. 將麵粉、白糖以及發麵放入盆內，加入藥汁和適量清水之後，揉成麵團。

3. 待麵團發酵後，加鹼水，試好酸鹼度（注：做麵點時加鹼水，除了增加Q度和易於成形之外，有時也是為了調整酸鹼度），然後做成糕坯，將糕坯上籠用大火蒸三十分鐘即可。

功效 有健脾溫腎、和胃益氣的功效。

陸

食裡藏醫，
逆轉疾病的超級食物

　　伊斯蘭教的創始人穆罕默德非常善於說明食品在治病強身方面的經驗，《聖訓》明確記載了用蘆薈、芫荽子和蜂蜜治病的方式及功效。因此，回族人歷來主張「寓醫於食」以及「藥食同源」，很早就提出了「養身之道，莫大於飲食」、「謹擇飲食，修身養性」等觀念，主張飲食有度，反對暴飲暴食。回民在生活的實踐中，亦總結出大量食療養生的經驗，有很多伊斯蘭飲食不只本身美味可口，同時具有保健功效。

喝粥遠勝喝藥——湯瓶八診食療粥

　　食粥養生在中國有非常悠久的歷史，長沙馬王堆漢墓出土的十四種醫書中，就有藥粥的記載——遠在兩千多年前，就已經有人用粥來防病治病了。

　　煮粥時，米粒中所含的澱粉會充分糊化，讓營養成分溶在水中，胃腸因此可以充分消化吸收，不僅適合**老人**、**小孩**、**病人**，更適合**忙碌的現代人**。難怪李時珍說粥「與腸胃相得，最為飲食妙品」。食用不同的粥，有不同的養生治病功效，以下是我多年以來所積累的一些湯瓶八診食療粥方，大家可以參考食用。

▶ 蒜香粥

材料　紫皮大蒜三十克、粳米二兩

作法　將大蒜去皮，放入沸水中煮一分鐘後撈出，接著取粳米二兩，放入煮蒜水中煮成稀粥，再將蒜重新放入粥內同煮為粥。

功效　暖脾胃，行氣滯，降血壓，止痢。對飲食積滯、脘腹冷痛、泄瀉痢疾均有療效。

▶ 黑木耳粥

材料　黑木耳三十克、大棗十枚、枸杞子三克、粳米二兩

作法　熬粥前先將木耳洗淨，用熱水浸泡三至四小時，與大棗、枸杞與粳米同入鍋煮成粥食用。

功效　長期食用有助於補氣血、強脾胃、祛內濁。

▶ 麥麩牛奶粥

材料　小麥麥麩一百克、牛奶三百毫升、酥油五克、白糖一百克、鹽少許

`作法` 麥麩先浸泡三分鐘後，再加水煮成粥。粥快要熟的時候放入牛奶煮十
　　分鐘，再加入酥油、白糖及少量的鹽，等到麥麩開花就可以了。每日
　　早晚餐服食。

`功效` 益氣健脾，美顏健身。

▶ 牛乳粥

`材料` 粳米二兩、鮮牛奶一斤

`作法` 先以粳米煮粥，待粥將熟時，加入牛奶同煮成粥。

`功效` 益虛損，養五臟，強氣血。中老年人長期食用有助健康。

▶ 羊肉粥

`材料` 新鮮精羊肉二百五十克、枸杞子三克、粳米適量

`作法` 羊肉洗淨切塊，同粳米煮粥。

`功效` 益氣血，補虛損，暖脾胃，適用於陽氣不足、氣血虧損、體虛羸瘦、
　　中虛反胃、畏寒怕冷、腰膝酸軟等症，長期食用有助於增強體質。

▶ 暖懷粥

`材料` 大棗八枚、枸杞子三克、鮮生薑八克、糯米二兩

`作法` 將生薑切成末，再與大棗、枸杞同煮成粥。放溫之後食用，但要注意
　　不宜涼服。

`功效` 暖脾胃，散風寒。

▶ 羊肉蓮子粥

`材料` 綿羊肉一百五十克、麵粉一百五十克

作法 先將羊肉剁成肉末，不加任何調味料，待肉爛熟後將蓮子研成粉，和
　　 麵粉一起加清水攪成糊狀倒入鍋內，十分鐘後就大功告成了。

功效 健脾益胃，益心補腎，對慢性胃炎、胃潰瘍、萎縮性胃炎都有不錯的
　　 緩解效果。

▶ 杞腎粥

材料 枸杞十五克、羊腰子一百克、粳米兩百五十克、嫩薑十五克、蔥白十
　　 克

作法 將羊腰子清洗乾淨，去淨雜物，切成薄片；將乾淨嫩薑與蔥白切成細
　　 末。所有食材與粳米同入鍋熬成粥，即可食用。

功效 長期食用有補腎填精、強腰健體之功效。

▶ 黃米健脾養胃粥

材料 綿羯羊肉五十克、蓮子十克（去蓮心）、黏黃米二兩、嫩薑少許、大
　　 蔥少許

作法 將羊肉剁成肉末，與蓮子打碎至爛後，再加入黏黃米，一同熬成粥狀
　　 後即可享用。

功效 長期服用有健脾益胃、調補心腎的作用。

▶ 蓯蓉養腎羹

材料 羊腎兩個、肉蓯蓉三十克、蔥一根、粳米適量、鹽少許、香料少許

作法 1. 將肉蓯蓉去皮切細；羊腎洗淨去脂膜，切成細丁；蔥洗淨細。

　　 2. 把肉蓯蓉和羊腎放入鍋內，加入適量清水，煮三十分鐘之後，將蓯
　　　　 蓉撈出來，加入粳米，根據口味少許放鹽與香料，文火熬成粥。早
　　　　 晚食用。

功效 補精益腎，壯陽強骨。

▶ 胡桃粳米粥

材料 胡桃仁三十克、粳米一百克

作法 把胡桃仁磨成粉同粳米煮成粥。

功效 滋陰固腎，潤腸納氣，對更年期發熱、急躁的女性效果極佳。

▶ 杞棗茯苓粥

材料 枸杞子三克、大棗十至十五個、茯苓三克、粳米二兩

作法 加水二公升一起煮成稀粥，早晚當主食食用。

如何煮好一鍋粥

清代詩人袁枚在《隨園食單》中說道：「見水不見米，非粥也；見米不見水，非粥也。必使水米融合，柔膩如一，而後謂之粥。」煮粥得要使用新米、優質水；火候要先以大火煮沸，再以文火慢煮，必須煮到米爛透且均勻地懸於粥中沒有沉澱。一碗好粥要求水米比例合適、煮的時間恰到好處，其中的學問絕對不小。

《老老恆言・粥譜說》詳述食粥的煮法，總結出「擇米」、「擇水」、「火候」、「食候」四法，對現代人仍有指導價值。

- **擇米**：「米用粳，以香稻為最，晚稻、早稻次之。」一定要選擇新鮮、質佳、無黴變、無汙染的好米。
- **擇水**：煮粥時，須注意水質的汙染和水中礦物質的含量。水要一次加足量，中途不要臨時再加水，這樣才能「方得正味」。
- **火候**：火候是影響品質的關鍵步驟，包括火的大小、煮的時間及入料順序三方面。火的大小分為文火、武火和文武火，文火弱小，而武火強大，文武火適中。一般情況下，煮粥用文火為好，這樣既可以將米煮出油和味來，也不減少其中的營養。下料的時間與材料性質有關，難熟的食物先入鍋，易熟的後入鍋，易揮發的最後入鍋；一般先煮米，後下料，最後加調味品。
- **食候**：所謂食候，就是食粥的時間，具有補益作用的藥粥最好早晨空腹食用；具有安眠作用的藥粥，一日三餐都可服，但臨睡前服用效果最好。

功效 強身健體，益補氣血，健脾暖胃，增強營養的吸收，但是要持續長期
　　　食用。

如果覺得杞棗茯苓粥味道太淡的話

有些人可能會覺得杞棗茯苓粥的味道太淡，不夠美味！我還有另外一味食療
方——杞棗生血飲，功效一樣不錯！將枸杞十克、大棗六十克、花生米五十克
加水一千八百毫升後，文火煎煮一小時，等大棗、花生鬆軟後，加入五十克紅
糖，再煎五分鐘，接著盛入潔淨的玻璃器冊或瓷器中備用。每早空腹及睡前一
小時服用煎煮後的枸杞、大棗、花生各十粒，用兩湯匙煮後的汁液嚼碎送服。

　　食粥養生要順應氣候的變化，我們可以**按季節**喝粥調養：春天食用薺菜
粥、菊花粥養肝解毒，夏天食用綠豆粥清熱消暑，秋天食用藕粥、銀耳粥滋
陰潤燥，冬天食用羊肉粥、臘八粥溫胃健脾。

大病初癒忌大補，白粥靜養最相宜

　　我的行醫生涯中常發現這樣的事：很多患者大病初癒，元氣還沒有完全
恢復，身體有些虛弱，就請我幫忙開些補藥，希望盡快恢復元氣，以期精神
旺盛，體力充沛。

　　事實上，大病初癒胃氣已虛，往往吃什麼東西都覺得不好吃，沒有食
慾，用藥物對症補養，難以很快見效，此時應該借助於食補，充其胃氣，才
能增強元氣。古代醫學認為「得穀者昌」，其實說的是能吃就好。所以，此
時我通常會建議病人不要選擇藥補，而是採取合適的食物補養，這比任何藥
物的效果都要好。

　　我認識一位女士，幾年前，她曾生過一場大病，差點送了命。所謂「病
來如山倒，病去如抽絲」，病後她又生了孩子、當了母親，更是元氣大傷，
身體久久不能恢復。後來經人介紹找到我，向我詢問病後的補養之法。我告
訴她一個回族的食療方——羊脖子燉黃芪，這位女士用這方子調養了一段時
間後，效果非常好，還特地打電話感謝我。

▶ 羊脖子燉黃芪

材料　羊脖子一個、黃芪六十克

作法　羊脖子放入沸水中去除油沫，煮半小時後，將黃芪用紗布包好，放入
　　　鍋內同煮，肉熟後吃肉、喝湯，每週一次即可。

功效　補氣血，消羸弱，對於大病、久病後的氣虛調補有非常明顯的效果。

　　除此之外，粥也非常適合此類患者食用，能有效促進病後快速而平穩
地康復。《醫宗金鑒》中指出：「新瘥之後，臟腑氣血皆不足；營衛未通，
腸胃未和，唯宜白粥靜養。」病後的康復，應該選擇容易消化吸收的食物，
從不妨礙中焦運化的角度出發，**由少而多、由清淡而滋補**，逐漸進行調整，
「先進清粥湯，次進濃粥湯，次進糜粥，亦須少與之，切勿任意過食也。」

　　實踐證明，粥對病後腸胃消化功能較弱的人，具有促進吸收的作用。脾
胃是人的後天之本，食粥可以補益胃氣，保護脾胃。不管是粳米還是糯米，
均有極好的滋養脾胃之功。

　　白粥或補粥，烹調簡單、便於食用，易消化、吸收快，並且宜於久服，
幾乎無副作用，在病後的調養上，可以根據體質情況靈活調補，比單純應用
中西藥物來得穩妥，效果也更加理想。如對高燒病後口渴舌乾的病人，可配
合吃些葛根粉粥、麥門冬粥；若急性熱病後便祕者、因津枯腸燥者，當用芝
麻粥、柏子仁粥。

　　這裡再介紹一種回族的粥品——白麵粥，俗稱「拌湯」，把麵粉用冷水
攪拌搓成麵索索和小麵疙瘩，下到滾水中煮熟，吃時加點醋和鹽，再準備點
青菜或鹹菜即可。這個粥清淡爽口，簡單方便，而且也有很好的養生保健功
效，有興趣的讀者可以一試。

食補最重湯水——湯瓶八診湯補方

　　雖然大多數的湯品均不怎麼起眼，無法和那些樣式好看的菜餚相比，但其中卻蘊藏著豐富的營養。在熬湯的過程中，各種食物的營養成分都會溶到湯裡——湯是人們所吃的各種食物中，最鮮美可口、富有營養，而且也最容易消化的。

　　回族人向來重視喝湯，粉湯就是必不可少的一道日常飲食；此外，民間還有很多湯補的方子，不同的湯有不同的功效，在此介紹一些湯瓶八診中的湯補方，都是我多年來用心收集的，讀者可以根據自身的情況，選擇其中的湯品烹調食用。

▶ 黑豆棗杞湯

`材料` 黑豆六十克、小紅棗十二枚、枸杞子十克

`作法` 將上三味同置沙鍋內，加水適量，文火煎煮至黑豆酥即可。日服一劑，分兩次服用。

`功效` 補益心脾，滋肝養腎。

▶ 蓯蓉豆豉湯

`材料` 乾豆豉兩百克、蘿蔔一百克、肉蓯蓉十五克、小芋頭三五十克、豆腐四百克、蔥花五克、鹽三克、胡椒粉一克、小魚乾適量

`作法` 1. 蓯蓉用小文火煎六十分鐘，待藥汁有四杯份量時，離火去藥渣留汁，再加入少量小魚乾，煮成湯備用。豆豉壓碎，蘿蔔和小芋頭切絲備用。

　　　 2. 將蓯蓉湯放入鋁鍋內和壓碎的豆豉同煮，煮沸後，將切好的蘿蔔及芋頭放入。再沸時將豆腐切成小塊放入，下鹽調味，煮至豆腐浮上來時，即可離火。

3. 可以根據個人口味加入蔥花、胡椒粉調味，佐與餐食。

功效　補腎益精，潤腸除燥，消除疲勞。

▶ 枸杞安神湯

材料　枸杞子十五克、絞股藍（七葉膽）十克、紅棗八枚

作法　將以上三味洗淨，一起放入鍋內，加水一公升半，文火煮至紅棗熟即可。每晚睡前溫服，吃紅棗，喝湯。

功效　安神鎮靜，健腦益智。

▶ 杞龍益壽湯

材料　枸杞子十二克、龍眼肉十克、制黃精十五克、鴿子蛋六個、冰糖五十克

作法　1. 先將枸杞子、龍眼肉和制黃精洗淨切碎備用；冰糖砸碎裝碗裡。

2. 鍋內加入清水一公升中火燒熱，加入上三味同煮至開後約二十分鐘，再把鴿子蛋逐個打破放入鍋內，同時將冰糖放入鍋中煮至鴿蛋熟即可食用。

3. 日空腹服一次，連服七日為一個療程。

功效　補益氣血，調補肝腎，抗衰老。

▶ 芹菜黃豆湯

材料　新鮮芹菜一百克（洗淨切成小段）、黃豆二十克（用水泡脹）

作法　鍋內加水適量，將芹菜與黃豆一起煮熟，吃豆、吃菜、喝湯，每日一次。連服三月。

功效　芹菜分為水芹和旱芹，水芹保肝，旱芹降壓！若是為了預防脂肪肝，最好用水芹，還有助於減肥。黃豆性味甘平，可健脾胃、潤燥行水。

▶ 羊心安神湯

材料 新鮮羊心一個、枸杞子五克、大棗二十克（去核）

作法 1. 先將羊心洗淨並去除附著物，然後切片，接著加入枸杞子和大棗，
再加水適量同煮四十分鐘即可。

2. 此道湯品請分兩次食用。

功效 寧心安神，調補氣血。

▶ 兔肉補虛湯

材料 兔肉一百五十克、枸杞子十五克，當歸三十克、山藥三十克、紅棗
三十克

作法 兔肉洗淨切塊後，加水適量，與枸杞子、當歸、山藥和紅棗同煮至兔
肉熟透食用。

功效 補氣養血，強身健體。中老年人長期食用有助健康。

▶ 羊肉附菟湯

材料 羊肉二百五十克、附片十五克、菟絲子十克、鹽適量、薑適量、蔥適
量

作法 1. 先將羊肉洗淨，放入開水鍋內生汆透，撈出放入水中洗淨血沫，切
成一寸見方。

2. 先將羊肉與薑片一起煸炒微熟，再倒入砂鍋之中。同時，將用紗布
包紮好的菟絲子、附片以及鹽、薑一起放入沙鍋內，加入適量清湯
開始烹煮。

3. 武火將湯燒開後，改用文火煨燉；等肉熟了之後，去除藥包，即可
起鍋食用。

功效 溫補腎陽，補益精髓。中老年人長期食用有助健康。

▶牛肉苦瓜湯

材料 新鮮牛肉兩百克、鮮苦瓜兩百克、枸杞子三克、鹽四克、蔥適量、薑
適量、胡麻油五十克、肉湯八百毫升

作法 1. 牛肉洗淨後先下沸水鍋汆一下，接著撈出淋瀝乾，再切成一寸見方
備用。

2. 將苦瓜去瓤，用鹽稍醃後放沸水鍋中汆一下撈出，瀝淨苦水，洗淨
切條待用。

3. 將鍋子燒熱後，先放入胡麻油，再加入蔥、薑煸香，然後加入牛肉
煸炒至水收乾。

4. 加入肉湯燒煮至牛肉熟，最後再加入苦瓜條煮熟，就可以美味上桌
享用。

功效 明目舒肝，清熱解毒。

▶羊腦平肝湯

材料 羊腦一個、天麻十克、枸杞子三克、石決明十五克

作法 1. 將羊腦、天麻、枸杞子以及石決明，以文火燉四十分鐘即可。

2. 食用時撈出天麻、決明子。

功效 平肝潛陽，強身健體。

▶生血牛筋湯

材料 牛蹄筋八十克、枸杞子五克、雞血藤五十克、補骨脂十克

作法 將牛蹄筋、枸杞子、雞血藤以及補骨脂一起放入砂鍋之中，接著加入
五百毫升的水，以文火燉煮五十分鐘左右，或至牛蹄筋熟爛，即可上
桌食用。

功效 補骨生髓，強筋健體。中老年人長期食用有助健康。

▶八寶養腎湯

材料 川芎九克、黑芝麻二十五克，肉蓯蓉、蘇木、赤芍、白芍、桑葚、胡桃肉各十五克

作法 用以上材料煮成湯，早晚各喝一次，三十天為一個療程。

功效 養腎益精，補氣活血。

七代名醫私房養胃美食

中醫講腎是人的先天之本，脾是人體的後天之本。作為人體氣血津液生化之源，脾胃的健康狀態，直接關係到人體的健康。

進補前要先諮詢

根據我的經驗，中國人的健康很多時候就壞在一個「補」字，很多人陰虛陽亢，虛不受補，卻吃了很多補品，結果身體愈補愈差，卻不知問題出在哪裡。補要因人而異，在進補之前，應該找醫生或是營養師諮詢一下才對。

我在馬來西亞期間，經常有當地人慕名來找我調理身體。曾經，有一位印度籍朋友因為不舒服而來找我，說自己的胃似乎有些問題，請我幫他檢查一下。我用湯瓶八診的耳診為他檢查過後，覺得胃沒什麼問題，一問之下才知道，原來他前一天飲酒過量，又喝了很多冰水，胃受刺激，所以才會覺得很不舒服。瞭解了原因後，我用湯瓶八診療法中的藥袋為他暖了一下，症狀就消失了。

再舉我父親親身的例子來說明，他曾經治過一個病人，是七十多歲的老人家，對方的症狀就是拉肚子，每天都要拉很多次，怎麼治也治不好。在一般人的觀念裡，拉肚子愈拉愈虛，本來就應該補啊！不過，經過我父親的仔細查看，摸肚子時病人痛得很，舌苔顏色很黃，在綜合辨證過後，認為是宿便不通所造成，於是用了清與調的方法，而不是補藥，過了兩天，病人的精神就恢復了。

是藥三分毒

旅居在海外的時候，經常會有一些不懂醫道的華人，要我幫他們開藥方補一補身子，或者說自己胃口不好、吃不下飯，希望能弄點藥來開開胃。除了叫他們經常練習湯瓶養生功外，我通常還會推薦食療方法——是藥三分毒，藥畢竟不是飯，常吃總是不好的。

就連外國人，也常和我們一樣，覺得自己身體虛就四處搜集各種祕方來

有益健康好食材

- **核桃**：含有百分之四十至五十的脂肪，其中多數為不飽和脂肪酸，具有降低膽固醇、防止動脈硬化及高血壓之功效；核桃仁中富含磷脂和維生素Ｅ，能夠增強細胞活性、促進造血功能和增進食慾。這些都對提高身體健康、抵禦寒冷大有益處。
- **板栗**：栗子性味甘溫，入脾、胃、腎三經，有養胃健脾、強筋活血等功效，適用於脾胃虛寒引起的慢性腹瀉。
- **辣椒**：吃辣椒能夠促進食慾、增進消化，可使心跳加快、末梢微血管擴張、流向體表的血液增加；冬季常吃辣椒能夠抵禦寒冷，並能防止因受潮而引起的關節痛、腰腿痛和胃虛寒症。
- **鰱魚**：能夠緩解胃痛，常用於脾胃虛弱的治療，尤其適用胃寒引起的疼痛或因消化不良而造成的慢性胃炎。
- **帶魚**：補五臟、祛風、殺蟲，對脾胃虛弱、消化不良尤為適宜。
- **胖頭魚（鱅魚）**：有暖胃、補虛、化痰和平喘的功效，體質虛弱者最好多吃胖頭魚的魚頭，暖胃的同時還能有治療耳鳴或頭暈目眩的效果。
- **羊肉**：性味甘溫，含豐富的脂肪、蛋白質、碳水化合物、無機鹽和鈣、磷、鐵等人體所必需的營養成分，常被人們當做冬季禦寒和進補壯陽的佳品，具有暖中補腎虛、開胃健脾和禦寒去濕之功效。
- **蝦米**：非常適合冬季因腎虛導致畏寒的人食用，蝦米富含蛋白質、碳水化合物、脂肪、鈣、磷與鐵等成分，具有補腎壯陽、滋陰健胃及通暢血脈之效。

進補，其實這都是錯誤的，因為人體有虛實之分，有的人把實當成了虛，補不但是浪費，有時候還會傷害到自己。

那麼，哪些方法是真正有益於養護脾胃、護肝益肺，能讓人更健康呢？

以下我向大家推薦一些穆斯林的食療與茶療方法，其中有些是回族人常吃的養脾胃食物，有些是我行醫多年的總結，可以依個人喜好做成各種美味菜餚，也可以熬成粥或者煲湯。

▶ 八寶牛肉脯

材料　牛肉一千五百克，胡椒、枸杞子、蓽菝、肉蓯蓉、陳皮、草果、砂仁各三克，生薑、蔥、鹽適量，根據個人口味加入適量香料

作法 1. 將牛肉除去筋膜，洗淨後入沸水中燙至變色，撈出放涼之後，切成大片。

2. 將胡椒、枸杞子、華菝、肉蓯蓉、陳皮、草果和砂仁研磨成粉，再把薑蔥洗淨切碎，拌入藥粉、食鹽，調成糊狀。

3. 把切好的牛肉片用調好的藥糊拌勻，裝入罈內封口，醃製二日後取出，用清水漂洗乾淨，瀝乾水分，再入烤爐中烤熟成肉脯即可。

功效 佐餐食用，可溫補脾胃，益氣補血，適用於脾胃虛寒腹瀉肢冷者。

▶ 粉蒸牛肉

材料 牛肉一百克、米粉四十克，蔥、薑、花椒、大料（三奈，有點類似八角）、鹽各適量

作法 1. 牛肉洗淨、切片；蔥洗淨切成蔥花，薑去皮洗淨切碎粒，大料掰成小塊洗淨。

2. 米粉放入碗中，加蔥粒、薑粒、花椒、大料、調味香料及鹽調和均勻，倒入裝牛肉片的碗中，翻勻使每片牛肉都沾上米粉，上籠以旺火蒸半小時左右至牛肉蒸爛為止，出籠即成。

功效 佐餐食用，有助於健脾補血、升陽去溫、強筋壯骨，適體質虛弱的人食用。

▶ 雙皮益脾雞

材料 土公雞一隻、枸杞子五克、砂仁五克、桂皮十克、陳皮五克，蔥、薑、花椒粉、鹽、醬油、醋、熟胡麻油和香料各適量

作法 1. 將陳皮、桂皮洗去灰塵，撥成小瓣；砂仁打破，與枸杞子一同裝入紗布袋內備用。

2. 將雞宰後拔毛洗淨，切成四份，與調味料紗布袋一同放入砂鍋內，當雞肉燉熟爛後即可食用。

功效 溫中止痛，補益脾胃，強身健體。

▶ 養胃蛋奶糕

材料 土雞蛋三枚（取其蛋清）、羊奶（或牛奶）兩百毫升

作法 1. 先將蛋清打散，再將羊奶加入打勻，接著放入蒸鍋內，水滾後等五
分鐘再取出。

2. 根據個人口味加少量海鮮醬油或放少量糖也可。

功效 此糕對老年人和少兒有養胃健脾、增進營養之效。

養胃小祕訣

有胃病的人一定要特別注意保暖，適時增添衣服，夜晚睡覺要蓋好被褥，以防
腹部著涼而引發胃痛或加重舊疾。

鴿子燉三七，最佳產後食補祕方

　　現在的人基本上不用擔心溫飽問題，只想著如何吃才更健康、更營養，特別是哺乳期的女性。女性在生產、哺乳時都要消耗大量體力，又會因為工作與生活壓力而耗損精氣，因而容易出現奶水不足、頭暈眼花、身心疲憊、心慌氣短，以及虛脫等症狀。對於產後的女性來說，想要保持健康和青春，食補是關鍵。

奶水多不一定好

　　我有個女性患者身體不太好，整個人虛胖，但是奶水卻很足；為孩子哺乳了一段時間之後，她的身體開始變差，尤其是腰，痠痛得不得了，這是因為她的腎氣不固。

　　母乳是氣血化生之物，如果身體虛弱，整個人元氣不穩固的話，腎主一身之氣的功能相對地變差，導致沒有節制地分泌乳汁，奶水雖然多了，但顯然不是什麼好事。正常的母乳應該是比較黏稠的，如果奶水太多，就會像清水一樣，量多，品質卻不佳。這位患者的奶水充足，但是她的孩子卻瘦巴巴的，自己的身體也變得很差，就是營養成分太少的緣故。

　　我當時這樣告訴她：「妳要吃一些金匱腎氣丸，這味藥可以幫妳收斂一下腎氣；除此之外，我再告訴妳一個我們回族的食療祕方，叫做鴿子燉三七。」

▶ 鴿子燉三七

材料	雛鴿一隻、三七十克
作法	雛鴿宰殺後去除內臟洗淨，將三七以布包裹後放入雛鴿腹中，文火煮熟，吃肉、飲湯。
功效	有補氣血、保護奶水品質、活血化淤的作用，對產後的各種身體不適都有很好的療效。

回族人喜歡養鴿，由於宗教信仰的關係，我們不吃成年的鴿子，但產後食用雛鴿則是可以的。

這位女患者吃了幾次後，乳質果然就變稠了，而且腰部痠痛的情況也好轉，整個人看上去精神好很多。

生產對於母體元氣的折損極大，就連坐月子時，為了照顧孩子，母親往往也不能好好休息，老是早起晚睡，往往得到孩子斷奶之後，才會有多一點休息時間。因此，我十分建議女性朋友一定要在產後多吃一些滋補身體的食物，幫自己增強體質。

產後食補原則

在坐月子期間，食補應該要循序漸進。很多女性產後為了催奶、恢復體力，會選擇具有大補作用的湯水，但是這樣的補法往往會適得其反，不得不小心。

‧不要貿然大補

剛生完孩子，食補一定要謹慎，不能馬上食用參雞湯等營養過高的催奶湯水，因為此時嬰兒吃得較少，如果服催奶的湯水，反而導致乳汁分泌不暢。所以只需在正常飲食的基礎上適量增加湯汁即可，三天後，再開始喝滋補湯。另外，熬燉湯水時應撇去浮油，這樣既能避免引起嬰兒腸胃不適，也有助於產婦恢復身材。

燉湯講究藥食共用，但藥的數量和種類不應過多，人參、黃芪和當歸之類的補劑更是不能太多。相對而言，栗子、桂圓及蘑菇等

產後女性的三餐

早餐應該盡量安排得豐盛些，主食、牛奶、蔬果、禽蛋類都要有，因為早晨是萬物生發之際，人體代謝旺盛，是營養攝取吸收的最好時間。中、晚餐的量則應該相對減少，尤其是晚餐，少吃肉食、甜食及油炸食品，可以喝些清淡的麵湯、米湯，不要喝鹹湯、辣湯，以減少夜間休息時身體的負擔。

食材更適合用來煲湯。產婦由於生產失血多，體力消耗大，應多
吃一些補血活血、補氣健脾的食品，例如紅糖、阿膠棗、枸杞、
山藥等。

・**五色蔬果比補藥更重要**

很多回族老人認為，產後虛弱，不宜多吃生冷之物，但其實新鮮
的蔬菜水果是產後女性補充維生素最好的食物，如果攝取不夠，
導致維生素缺乏，對健康極為不利。

產後食補還要注意食材的多樣化，可以應用五色搭配的原理：
黑、綠、紅、黃、白五色食物都要有，這些多彩的食物一方面可
以有效增加食慾，一方面可以保持營養均衡，有助於解決許多產
後女性的偏食問題。如此持續一段時間之後，身材自然會恢復苗
條，膚色也會潤澤亮麗。

・**營養補充品不能代替真正的食物**

除此之外，我還要提醒產後女性，千萬不要為了迅速減肥而用營
養藥丸代替食物，一定要遵循人體的自然代謝規律，正確的飲食
才是恢復體力、元氣最好的選擇。

　　除了前面提到「鴿子燉三七」之外，回族補血的食療祕方還有「芹菜枸
杞炒山藥」、「桂圓大棗花生粥」等，都是補血兼補氣之品，常吃可以幫助
產後女性補充體力、恢復元氣，以下我再推薦兩道美味的湯品，也可以搭配
運用喔！

▶ 紅棗枸杞母雞湯

材料 老母雞一隻、紅棗數枚、薑片與枸杞適量
作法 以上材料一同燉湯食用。

功效 適合坐月子及氣血兩虛的產婦食用。

▶ 木瓜魚湯

材料 鯽魚或鱸魚一條、木瓜二百克

作法 木瓜去皮切塊與魚同燉，也可放少許金針菇等菌類，美味可口又營養
豐富。

功效 適合坐月子及氣血兩虛的產婦食用。

三紅薏米鴨，讓你一覺到天亮

　　現代人的生活品質的確大幅提高，但比起古人，睡眠品質卻變得愈來愈差，有失眠困擾的人也愈來愈多。失眠指的是患者對睡眠的時間或品質不滿意，影響到白天的活動，常見的症狀包括：睡眠潛入期長，入睡時間超過三十分鐘；睡眠維持困難，夜間醒來超過兩次，或是凌晨早醒；睡眠品質差，惡夢頻繁；睡眠時間不足六小時，第二天清晨感到頭暈、精神不振、嗜睡以及乏力等。

　　失眠是一種疾病嗎？是失眠引發了疾病，還是疾病引發了失眠？其實這和「先有雞還是先有蛋」一樣，沒有必要去探究，因為兩者是互為因果的。輕微的失眠而不加以重視並控制，會容易導致嚴重的疾病，而疾病得不到調養，又會引發更嚴重的失眠。

　　關於睡眠疾病，很多人其實還很陌生，包括**失眠**、**磨牙**、**嗜睡**甚至**打鼾**等，這些人們早已見慣不怪的症狀，卻可能誘發心臟、血管、神經、腎臟和性功能等方面的疾病，老年人睡眠疾病的發病率更高達四成。此外，中國還有兩千萬人患有**睡眠呼吸中止症**。

失眠的常見原因

　　失眠是因為大腦神經處於不正常的興奮狀態，任何因素都會使得大腦神經出現異常興奮，而引發失眠的原因通常有以下四點：

- **精神因素**：性格憂鬱、敏感多疑、人際關係緊張、朋友太少、工作壓力與家庭壓力太大、與異性伴侶出現感情波動、性生活得不到滿足等。這些精神因素都會使人內分泌異常，從而使神經系統抑制與興奮的轉換機制失靈，引發失眠。
- **疾病因素**：身體各種疾病所引發的不適感通過神經傳導給大腦。嚴重的疾病大部分有器官發生炎症、纖維化引發疼痛等症狀，這種疼痛讓大腦不得安靜；疾病不除，疼痛的感覺不去，對大腦的

影響就不會消失。比如腸胃潰瘍、腎結石、膽結石、肝硬化、肺炎、癌腫等都在不停地向大腦傳送痛苦的信號。

· **生活環境因素**：晚餐吃得太飽，吃了刺激性的食品，或是過量的難以消化的高脂肪、高熱量食品；換了地方睡覺，環境的變化難以適應；氣候氣溫的變化，溫度太高或太低；馬路邊、工廠旁噪音太大難以入睡；室內空氣不流通等。

· **藥物因素**：有些人長期使用安眠藥，安眠藥會麻醉神經，導致大腦神經被破壞，喪失了敏感性。還有些人迷信西藥，長期服用使得身體的內分泌系統處於失控狀態，大腦神經傳導的身體資訊常常與身體的真實狀況相差甚遠。

改善失眠的食療

那麼，要如何擺脫失眠的困擾呢？食療就是一個不錯的選擇。

在馬來西亞時，我曾經治療過一位患有失眠症的女性，她的年紀還不到三十歲。來向我問診時，她已經持續失眠一年了：晚上難以入睡，早上卻醒得很早，醒後難再入睡，夜間小便次數非常多；白天則無精打采，沒有精神，一副昏昏欲睡的樣子。此外，失眠還伴隨有多種症狀：長期口腔潰瘍反覆發作，口舌疼痛，咽喉不適，口乾苦，晨起少量黃色厚痰；頭昏腦脹，後枕部疼痛，目眶有熱感，皮膚發紅疹，無痛癢，癒後留黑斑；小便黃色，大便不爽；有時胸悶胸痛，經量減少，腰部酸疼；平時心情煩躁，激動易怒；脈弦滑小數，舌邊尖紅。

這顯然是非常嚴重的失眠，針對她的病症，我除了採用湯瓶八診的方法施治外，重點就是建議她以食療調養。經過兩個療程後，她的病情得到了明顯緩解，四個療程後，已經基本痊癒。

▶ 朱砂蒸羊心

材料 新鮮羊心一個、朱砂一克（需磨細）

作法　把朱砂由羊心動靜脈孔內塞入，用棉線縫口後蒸熟或燉熟，用時切成
　　　肉片每晚服半顆羊心。

功效　養血、鎮靜，對心血不足引起的失眠有非常好的效果。

▶ 白參牛肉

材料　鮮牛肉（里肌肉）二百克、雲南大理白參十克

作法　1. 牛肉切細，白參洗淨切碎與牛肉混合均勻，加少許麻油、食鹽，蒸
　　　　熟後服用。

　　　2. 一日一劑，早晚分服，服六劑為一個療程。

功效　具有養心安神、鎮靜、健脾之功。對脾腎氣虛、心氣虛、心陰虛所引
　　　起的失眠健忘、頭暈眼花、四肢無力等症療效明顯。

▶ 黑芝麻茯苓茶

材料　黑芝麻一公斤、核桃五百克、茯苓粉二公斤、紅糖三百克、蜂蜜三百
　　　克

作法　將材料研成粉末，拌入蜂蜜後瓶裝或罐裝密封備用。每日早晨取三十
　　　克蒸熟後服用，服完一劑為一個療程。

功效　有消食和中、健脾補腎、益氣養血等功效，適用於肝腎虧損導致的失
　　　眠、頭暈、耳鳴、目眩、腰腿痠痛和遺精盜汗等症狀；對治療脫髮也
　　　很有效果。健康人服用可延緩衰老，常保青春。

▶ 三紅薏米鴨

材料　紅枸杞子五克、紅棗五枚、紅辣椒一克、薏米四十克、鴨一隻、冬瓜
　　　六百克、清真牛肉香腸一百克、薑片十五克、蔥段十克、胡麻油五十
　　　毫升、牛肉湯或羊肉湯一公升半，香料、精鹽、胡椒粉各適量

作法 1. 鴨先去除內臟，洗淨之後入沸水燙一分鐘清除血水腥味再撈出，切成方塊。

2. 牛肉香腸切塊，冬瓜去皮洗淨切塊，蔥和薑洗淨切片，薏米洗淨後備用。

3. 油到七分熱時將薑、蔥下鍋煸出香味；鴨入鍋，倒入牛肉湯（或羊肉湯）和調味料；當鴨肉到八成熟時，下冬瓜煮至肉瓜熟爛後，即可起鍋食用。

功效 本品滋陰清熱、利尿健脾，對女性失眠患者有很好的療效。

慢性腎炎患者救命方──補肝養腎飯

　　慢性腎炎是一種病因不明、病情複雜、病理變化多樣的腎小球慢性疾病，其特點是病程長，發展慢，最終出現腎功能衰竭。患者會出現蛋白尿、浮腫、腰酸、疲倦無力、食慾不振等症狀。

　　回醫認為，在治療的同時以食療調理，可以控制高血壓，調整代謝異常，減輕水腫並防止蛋白質的進一步分解，以減輕蛋白質代謝產物的形成，從而**減輕腎臟的負擔**。食療的目的在於補充營養，增強機體抵抗力，預防感染，減少發作誘因，預防慢性腎炎的惡化。

　　我曾經遇到一位六十多歲的慢性腎炎患者，他之前一直在服用西藥，但效果並不好。因為西藥和中藥的原理不同，中藥是用藥性去影響人體機能，西藥是用藥性去直接對抗病原，這使得西藥在治療慢性腎炎的同時也加重了腎的負擔。

　　我用湯瓶八診為這位老人進行了一次治療後，又告訴他兩個簡單的回族食療法，一個多月後，老人來複診時，病症就有了顯著的改善。

▶ 生薑燉烏骨雞

材料　小烏骨雞一隻、嫩薑三十克
作法　嫩薑切成薄片，平鋪置於鍋底；小烏骨雞去淨毛及內臟，破開雞胸，平鋪鍋中，加水適量，慢火燉熟後，即可食用。
功效　烏骨雞主補中止痛，此方有補虛散寒、安神定志的作用，可作為慢性腎炎輔助療法，效果非常明顯。

▶ 清真補肝養腎飯

材料　羊肝五十克、羊腎五十克、粳米一百五十克、枸杞子五克、大棗五枚，薑、蔥、鹽、香料、熟胡麻油或其他熟植物油適量

慢性腎炎患者適合以植物性蛋白質取代動物性蛋白質

從回族食療學的角度來看，慢性腎炎患者應該攝取足夠的蛋白質、維生素和碳水化合物；如果食慾不振，會誘發營養不良，不利於患者的康復。許多人認為慢性腎炎患者要攝取動物性蛋白質，事實上，合理攝取植物性蛋白質更加有利。我建議慢性腎炎患者可選取山藥、花生、紅棗、黑豆及赤小豆等有補氣、健脾開胃、利尿消腫和解毒消炎作用的食物，這些食物可以加快慢性腎炎患者的康復。

- 紅棗：紅棗含有豐富的維生素、礦物質和礦物質鐵等。回醫的方子常常見到它的蹤影，紅棗味甘性溫，歸脾胃經，有益氣養腎、養血安神與緩和藥性的功能。現代藥理研究也發現，紅棗能使血中含氧量增多，滋養全身細胞，是一種藥效緩和的營養品。將紅棗和紅皮花生米各六十克，每日煎汁服用，可有效防治早期慢性腎炎（潛匿性），不過，腎功能不全者不宜服用。

- 山藥：山藥味甘、性平，入肺、脾、腎經；不燥不膩；具有健脾補肺、益胃補腎、固腎益精、聰耳明目、助五臟、強筋骨、長志安神及延年益壽的功效。乾山藥六十克或鮮山藥一百二十克，粳米六十克。山藥洗淨切成片，與粳米共同煮成粥。每日兩次，早晚餐服用，可常服用，有溫補脾腎，通陽利水之功效。慢性腎炎患者常服此粥可逐漸增加食慾，進而減緩病情。

- 黑豆：黑豆性味甘、平、無毒。有活血、利水、祛風、清熱解毒、滋養健血及補虛烏髮的功能。黑豆中礦物質如鋅、銅、鎂、鉬、硒和氟等的含量都很高，而這些礦物質對延緩人體衰老、降低血液黏稠度等非常重要。黑豆中粗纖維含量高達百分之四，常食黑豆，可以提供粗纖維，促進消化，防止便祕發生。黑豆補腎功能多，能消脹、下氣、制風熱及活血解毒，有很好的補腎作用。關於黑豆的食療防治慢性腎炎的方子，我向大家推薦黑豆黑米枸杞粥（作法見本書第六十三頁）。

- 紅豆：紅豆利尿功能較強，適量食用對慢性腎炎患者有很好的效果。早晨吃碗紅豆山藥大棗粥，下午再喝碗綠豆湯。但過多食用紅豆容易損傷津液，要根據身體情況隨時調整，尿量增加後，就可以適當減少，以確保津液充足。

- 花生：花生也是慢性腎炎患者的食補佳品。不僅有很高的營養價值，還具有許多生物活性作用，宜與紅棗、紅豆等同煮食用。每天早晨連湯帶水，空腹吃一兩水煮花生仁（用砂鍋煮爛的、帶紅皮的花生仁，不加任何調味料），四十天一個療程，配合治療，對有少量蛋白尿症狀的慢性腎炎患者有很好的效果。

作法 1. 將羊肝以及羊腎洗淨，去筋膜，切成薄片；生薑切碎後加入少量水，取汁。

2. 切好的羊肝、羊腎放入碗內，加入熟植物油、鹽、薑末和香料拌勻後，醃二十至三十分鐘。

3. 把洗淨的粳米用蒸鍋蒸至八分熟，再將醃好的羊肝羊腎撒在米表層，繼續蒸二十分鐘，熟後取出拌勻即可食用。

功效 可滋補肝腎、明目聰耳。不僅適用於慢性腎炎患者，對肝功能不好的人也有很好的食補效果。

喝好茶，全家老小都健康

回族人很注重飲茶，有一句俗語說：「寧可三天不吃飯，不能一日不喝茶。」原因就是回族人喜歡吃牛、羊肉，難免油膩，而茶具有解油膩、助消化的功能，通過多種材料的搭配，又可以治療其他疾病。在長期的生活實踐中，我們也總結出一套具有民族特色的飲茶養生之道。寧夏回民最愛喝的八寶茶，通常是由八種材料沖調而成，材料可以根據個人喜好和身體需要隨意加減，但是不管怎麼搭配，八寶茶裡面都少不了兩樣重要的東西，那就是大棗和枸杞。

名醫推薦八寶茶，歲至八十長新牙

回族人非常注重飲茶，因為茶具有解油膩、幫助消化的功能，通過多種材料的搭配之後，又可以治療一些疾病，一舉兩得。這麼好的飲品，當然很容易推廣。

養生奧祕盡在八寶茶

寧夏回民最愛喝由八種材料沖調而成的八寶茶，我的父親就有喝八寶茶的嗜好，早晚無事時，他的手裡總會端一碗蓋碗茶，慢慢品飲，所以當他年逾八十後，不但不顯衰老，反而長出了新牙，這件事在當時被傳為美談。別人問他長壽的祕訣，他用自己的切身經歷，告訴人們這是長期飲用八寶茶的結果。其實不僅是我的父親，許多回族長壽老者的養生法寶，幾乎都與八寶茶有不小的關係。

哪八寶？

很多人問我這八寶茶究竟是哪八種寶貝？這很難講，因為八寶茶其實沒有固定的配方，一般會有菊花、桂圓、紅棗、枸杞、芝麻、葡萄乾、核桃仁和冰糖等。

- 芝麻：味甘性平，能補血、潤腸、通乳、增智、養髮。《五服經》說：「服之不息，可知萬物，通神明。」對增強記憶力，思維能力功效顯著，有青春常駐的功能。
- 紅棗：維生素Ｃ相當豐富，每百克含量高達五百四十毫克，素有「維生素Ｃ丸」之稱，有了它大腦才能機敏靈活。《食物本草會纂》云：「久服輕身延年，補中益氣，堅志強力，除煩悶。」
- 桂圓：有滋補營血、安神養心、補靈長智、開胃養脾的功效。《神農本草經》說：「可治五臟邪氣……久服強魂聰明，輕身不老，通神明。」

- 核桃仁：其營養價值比雞蛋、牛奶和瘦肉更高，經常在茶水裡泡核桃仁，對增強記憶力，保持旺盛的精力大有益處。

八寶茶可以根據個人喜好和身體需要隨意加減，若想補血養顏、補益氣血，就可以紅棗、枸杞、桂圓作為主體，再增添其他材料；如果血壓高，就放點決明子，加一點鹽，可以使血黏度指標下降。總而言之，八寶茶裡面總共就是八種材料，只是不管怎麼搭配，都少不了兩樣重要的東西——**大棗**和**枸杞**。

寧夏人喝八寶茶一定會放枸杞，寧夏枸杞是馳名中外的滋補佳品，有滋肝補腎、生精益氣、補虛安神、祛風明目等功能。冬天在茶裡加入酥油，還可潤肺化痰，治療支氣管炎、哮喘。

基本而言，若能常喝八寶茶，可以驅寒健胃、提氣補脾、明目清心、延年益壽。

飲茶三部曲

除了材料的搭配之外，回族老人喝茶還有特定的三部曲，那就是——嗅、品、飲。

- 嗅：首先，把碗蓋打開，聞一下，熱氣裹著茶香通過鼻腔進入鼻竇，上升到額竇，對於改善腦部的微循環，防止腦血管的氣滯血淤，都有很好的效果。這種熱熏還可以提神醒腦，回族老人很少中風，跟這個動作有很大關係。
- 品：舌尖沾一點茶水，目的不是為了嚐嚐好喝不好喝，而是要用這一滴水引出自己的津液。津液就是口水，它能「潤五官、悅肌膚、固牙齒、強筋骨、通氣血、延壽命」。現代醫學研究已經證實，口水含有豐富的水分、酶、維生素 B、蛋白質、氨基酸、鉀、鈣，以及澱粉等多種有益人體健康的成分，並且具有消炎、解毒、助消化和潤肌減肥等功能。如何把津液作為一種藥，激發

調動自身的自癒力呢？你可以分三步將津液下嚥：**第一步**咽到膻中，**第二步**進入丹田，**第三步**自我暗示，意念導引，讓這股津液通過你兩腿的內側，或者通過異經奇脈，從腳心把體內的病氣排出去。

‧**飲**：最後一步才是飲用。

這三個步驟就是湯瓶八診的茶道之精華。

茶為萬病之藥——疾難侵，病易癒

《茶經》曰：「茶之為飲，發乎神農。」

相傳神農嚐百草的時候，有一次吃到一種樹葉，下肚後在肚裡轉來轉去，不一會兒，整個腸胃像清洗過一樣乾淨清爽，非常舒服。神農記住了它，並且為它起了個名字——茶。

古人稱茶為萬病之藥，在《神農本草》、《本草綱目》等經典之中，對茶也都有「藥用」的相關記載。不過，茶究竟為什麼會被人們尊為「萬病之藥」呢？

茶的保健功效

事實上，人們把茶稱為「萬病之藥」，並非是指茶能直接治好人的每一種疾病，而是從傳統中醫學的原理去歸納總結茶的醫療保健功效。長期飲茶可使人元氣旺盛，百病自然難侵，有病自然易癒。

其具體養生功效如下：

- **健康長壽：**「文人七件寶，琴棋書畫詩酒茶。」有學者認為，茶通六藝，是我國傳統文化藝術的載體。孫思邈在其《千金翼方》的〈養性〉、〈補益〉等卷中便提出：「人之所以多病，當由不能養性。」而品茶正是修身養性的最好方法。通過品茶，人們的精神得以放鬆，使心境達到虛靜空明，心情感到愉悅，自然就可以健康長壽。茶聖陸羽活了七十二歲，茶僧皎然活了八十一歲，「五十斤茶」和尚活了一百三十多歲，「不可一日無茶」的乾隆皇帝活了八十八歲，「嚐盡天下之茶」的袁枚活了八十二歲，女茶人冰心活了九十九歲……他們都是十分著名的飲茶人，而且都很長壽。
- **養生健體：**《黃帝內經》的醫學理論說，茶葉可以使人心靜、精神清爽，可以入肝經，可以清頭目，使得耳聰目明、頭腦清醒。

頭暈眼花一般屬於肝病，所以說可以入肝經；同時又入脾經，所以能夠調整消化道功能，促進消化，強健脾胃。除此之外，現代醫學、生物學、營養學等對茶的研究也表明，茶葉具備許多調節人體新陳代謝的有益成分，其抗癌、防衰老的養生功效已經被科學證實。目前，從茶葉裡已分析出的化學物質多達六百種，其中包括了生物鹼類、多酚類、礦物質、維生素、蛋白質，以及氨基酸類等。

· **修身養性：**茶於養生最大的價值，其實是養性。中國對養性與養氣的重視，遠甚於對身體健康的重視；養性為本，養身為輔，修養性情才是養生真正的目標。茶道與養生之間，有一種內在的認同和本質的聯繫，回歸自然、親近自然是人的天性，飲茶將能使這份天性獲得最合宜的滿足。「品茶者，獨品得神。」一人品茶，可以進入物我兩忘的奇妙意境，兩人對飲「得趣」，眾人聚品則「得慧」，茶神奇的心理功效，使其成為人們保持身心健康的靈丹妙藥。

以茶養生需要注意的事項

茶雖為萬病之藥，但仍需喝對茶才能收其之效。喝茶時要注意「因人而異」和「因時而異」：

· **因人而異：**胃病、高血壓、動脈硬化的病人，以及孕婦等人不宜飲用濃茶，因為茶葉中含有咖啡因，可能對這些人會造成負面的影響。

· **因時而異：**回族人飲茶十分重視四季時宜。春天萬物復甦，這個時候多喝綠茶，除了平時所加的佐料外，還會加些玫瑰花、沙棗花和洋槐花，諸花主升，正合肝之本意。像玫瑰花，就可以疏肝解鬱、和血散淤。夏天氣候炎熱，這時飲茶以性涼之青茶輔以冰糖、葡萄乾與酸杏乾等，可以解渴消暑、固護陰液。秋天氣候乾

燥，我們會喝綠茶，輔以蜂蜜、核桃仁及芝麻，如此則益於滋潤以防秋燥傷肺，避免引起入冬咳嗽之症。冬天天氣寒冷，此時飲茶應以養心護腎為主，應多飲熱性的紅茶，輔以枸杞、圓肉、紅棗以及用薑汁炒過的紅糖以溫補心腎。

春	花茶、烏龍茶、菊花茶、人參固本茶、玉靈膏茶
夏	綠茶、黃茶、白茶、烏龍茶、竹葉茶、荷花茶、山楂茶等清暑化濕養胃茶類
秋	烏龍茶以及銀耳茶
冬	紅茶、烏龍茶和枸杞茶、熟地複方茶

跟著回回學喝茶，爽神消積又滋補

在回民的日常生活中，飲茶的功能已遠遠超過解渴的基本需求，而可以爽神、消積、化滯、滋補，調節生理機能。

歷史文化

中東阿拉伯地區的穆斯林，日常生活中所飲用的茶是紅茶加上薄荷葉與糖，用小型茶盅盛之，於飯後飲用。阿拉伯位處沙漠地區，各種綠色作物因缺水難以大量種植，對於他們以肉食為主的飲食習慣，茶不但可以解膩助消化，還可以補充自身所需的**礦物質**，可謂有百利而無一害。

有一次，我到阿拉伯訪問，一位麥加的朋友送了我一套茶具及阿拉伯茶葉，並教會我泡茶的程序，阿拉伯的茶道也很講究，從泡茶、倒茶、飲茶至結束，非常注重禮儀，但是因為只接觸過一次，加上語言的障礙，未能瞭解得更深。

來自阿拉伯的回族先民對豐富中華茶文化亦有貢獻。唐朝時，絲綢之路開啟了中阿商貿交流的大門，當時飲茶、品茶和泡茶已是一種時尚和品味，可以陶冶情操、修身養性，又有助於健康。那時，回族先民開始瞭解中國茶道，品飲中國茶，以此為基礎在不同地區形成了獨特的配茶、泡茶、煮茶與品茶的茶文化。

元朝是回族文化最繁榮的時期，在京城有不少穆斯林開設茶館，從事中國茶的經營。很多居住在西北地方的穆斯林，保留了阿拉伯民族喜好喝甜茶、吃甜食的傳統習慣，在中國茶裡加入了大量的糖，簡稱為「糖茶」；南方的茶文化與阿拉伯的茶文化除了結合為糖茶之外，尚有衍生傳承至今的三泡台、八寶茶等。

明朝時，回族航海家鄭和七下西洋，不但傳播了友誼，同時也傳播了中華茶文化。伊斯蘭教教規禁止飲酒，《古蘭經》中指出，酒是魔鬼，是萬惡之源，於是茶成為伊斯蘭民族日常生活的禮物、社交時的主要飲品，茶文化快速地在各地穆斯林之間傳播。在一年一度的神聖齋月裡，對茶的選擇是很

講究的，齋月白天禁止進食，傍晚夕陽落下後，都會先念《古蘭經》經文，飲茶順腸，最後才進餐。

　　至於人們熟知的回族八寶茶，並沒有硬性規定要用哪八種材料，八寶只是一種概念罷了。寧夏八寶茶的材料，主要是綠茶、花茶和磚茶，配上枸杞、用炭火烘烤過的紅棗、沙棗、核桃仁、蘋果乾和桂圓等。針對健康狀況不佳的人，不妨可以改用決明子、茯苓、人參與膨大海等，能夠達到降壓、消脂的功效哦！

　　在中國信仰伊斯蘭教的眾多民族之中，有一個支派非常注重人體身心的修煉，修煉的方法叫做「托勒蓋體修煉法」，湯瓶八診保健茶道，就是根據這種方法再吸取道家的飲茶觀，融合並形成飲茶養生的八診茶道。其方法非常注重兩點：

　　一是**因人而異**的八寶配方。

八寶茶變化版＆簡易版

· **八寶茶變化版──蓋碗茶**：蓋碗茶是西部回民普遍飲用的一種茶，現在也傳播到了其他的回族聚居地區，隨著中國對外開放，八寶茶遠銷東南亞及阿拉伯國家，而寧夏回民將八寶茶稱為「蓋碗」，陝西、甘肅一帶則稱為「三泡台」，民間叫盅子，上有蓋，下有托盤，盛水的茶碗口大底小，大多印有阿拉伯文，精緻美觀。炎熱的夏天，許多回民覺得喝蓋碗茶比吃西瓜還解渴；冬季的早晨，一家老小圍坐在火爐旁或火炕上，主婦會拿出前一天炸好的饊子、花花和油香，再烤上幾片饃饃，沏上一壺八寶茶，讓家人慢慢地「刮」著喝。

· **八寶茶簡易版**：八寶茶名為八寶，指八種配料，但是料不齊的時候，也可僅使用三、四種配料，沒有八寶，六寶茶，七寶茶都行，靈活掌握即可配出以下各種茶：

「二紅茶」：紅枸杞、紅棗、冰糖

「三香茶」：冰糖、桂圓肉、紅棗

「白四品」：用陝青茶加入枸杞、柿餅、紅棗

「紅四品」：用磚茶和入紅糖、枸杞、紅棗、蘋果乾、柿餅

「五味茶」：用綠茶加入枸杞、山楂、紅棗、芝麻、薑片

　　二是**嚴格掌控嗅、品、飲三步驟**。結果證明，這對靜心、定性聚神、運氣、激發自我潛能及修復形神疲勞都有很好的功效。

五花八門的茶種類

　　中國回族在不同區域，形成不同的飲茶方式和習慣，主要有以下幾種：

· 八寶茶：除了放茶、紅棗、核桃仁、圓肉、芝麻、葡萄乾、沙棗和蘋果乾等提茶香的配料外，枸杞的比例要多些，因長期食用枸杞可滋補肝腎、益精明目、補虛充精、強身健體。根據不同的季節選用不同的茶葉，夏天以來自南方的花茶為主，冬天以來自陝西的青茶為主；講究的家庭也備有烏龍茶、毛峰、碧螺春、龍井等名貴茶葉。根據體質的不同可選配不同的配料：高血壓、高血脂患者可以放入決明子；氣虛體弱者可放入人參、黃芪、當歸和枸杞等；注重清熱瀉火者可另加一些菊花或泡杯冰糖窩窩茶；虛寒者可用磚茶加紅糖煮泡，注重消食化積者可用清茶加白糖（把前天吃剩的食物燒焦碾碎，一同和下就可化積食）。

· 罐罐茶：是北方鄉村的回族家庭較常飲的一種茶。泡茶所用的茶罐是用粗砂黑釉陶或白鐵皮捲成，高三四寸，直徑約一寸半，底粗口細。飲茶時，先在茶罐裡放入磚茶或陝青茶，倒入涼水，放到火爐上煮，水開熬煮後，將茶過濾到杯內，可不斷加水繼續熬。這種茶水色似咖啡，味道略帶苦澀，給人解渴、興奮之感，是鄉村農民農閒時相互交流的重要角色。

· 烤茶：流行於雲南、貴州及四川等鄉村與城市回民集中的地方。所謂烤茶是將茶葉放到茶罐裡，然後放在火爐上把茶葉烤黃，再沖沏飲用。如能配上一些小茶點，類似饊子、瓜子和果乾等，邊品邊飲，更有一番風趣。

· 擂茶：擂茶主要是南方的回民飲品。擂茶的製作是用炒熟的芝麻、綠豆與黃豆搗碎，再加茶葉沖泡飲用，也會搭配不同茶點。

擂茶已形成了一種文化，喝這種茶很有意思，飲茶者會用小碟子排成字，賓客將原字拆散，再擺成另一個新字，玩完排字遊戲後，主人才開始向賓客敬茶、勸茶、聊天。

· **奶茶**：奶茶原是蒙古族主要的茶飲，在西藏、青海及新疆地區很普及，回族吸收學習後，融合出自己獨特的熬煮方式：除了在煮茶的罐內放入磚茶外，也根據口味適量加鹽，當茶香熬出後再將準備好的羊奶或牛奶一同煮開，並放入花椒與香料。待客時，通常會搭上一些食物，邊吃邊飲。

· **麥茶**：麥茶常見於中國西北乾旱地區，因為這些地區不出產茶葉，於是農家將麥子炒成焦黃色，搗碎或擀碎放入器皿中，摻點食鹽加水熬煮。麥茶的味道類似咖啡，當茶飲，也有助於消化。

· **保健茶（清真茶）**：回族好學，不斷地吸取博大精深的中華養生之道，在實踐探索中，不同的區域總結出不同的保健飲品，統稱為清真茶。

以下選擇幾種常見的保健茶，與讀者分享。

▶ 雙玉茶

材料 白梨、鮮藕各五百克

作法 將材料洗淨，再榨成汁混合飲用。分三次喝完，必須連服三至六天。

功效 清熱涼血，生津止渴，適用於口乾舌燥、內有積熱等症狀。

▶ 三紅茶

材料 枸杞子五克、胡蘿蔔兩百克、紅棗十二克

作法 上述材料加水一千五百毫升，煮取一千毫升。日製一劑，當茶飲喝。

功效 明目益氣，理肺健脾，止咳提神。

▶ 虹飲茶

`材料` 中寧枸杞子五克、紅棗三十克（將棗核去除），赤豆、綠豆、黑豆各一百克

`作法` 所有材料放入鍋中煮燉至泥狀，加入適量白糖，放涼後冷藏作為飲料頻飲。

`功效` 強身健體，消脂減肥，清熱利水。

▶ 舒咽茶

`材料` 膨大海十克、麥門冬十克、生地十五克、藕兩百克

`作法` 將四味材料清洗後，把生地與藕切成片，同放鍋內，加水三公升，水滾後，用溫火再煮二十五分鐘，適量加糖，如忌糖者可直接飲用。

`功效` 生精潤燥，舒咽利喉。

▶ 丁香蜂蜜茶

`材料` 丁香兩克、蜂蜜適量、陳皮三克

`作法` 1. 取溫水一百五十毫升，將丁香、陳皮浸泡一至二小時，煮米飯前多加兩公升水。

2. 水開五分鐘後，取出一點五公升米湯，把丁香與陳皮連水倒入米湯內，水開，用文火熬二十分鐘，調入蜂蜜，即可當茶飲。

`功效` 補氣益虛，溫脾暖胃，提神健身。

▶ 平順露

`材料` 蘋果（去核）、西芹、苦瓜、燈籠青椒、黃瓜各等量

`作法` 五樣材料同用攪拌機打成糊狀，每天早晨服用一次。

功效　清熱解毒，通便除燥，對於內熱引起的便祕頗有效。

▶ 原蜜飲

材料　天然蜂蜜三十毫升、鮮西芹一百二十克
作法　將西芹洗淨榨汁，加入蜂蜜，早餐一小時後服用。
功效　解毒平壓，養肝舒氣。

▶ 安神茶

材料　百合三十克、夏枯草十五克
作法　將百合、夏枯草同放鍋內，加水兩公升，燒開後文火再燉五十分鐘。
　　　每日早晚飯後一小時各服用一次，分兩天服完。
功效　寧神祛燥，補虛疏肝。

▶ 參橘養生茶

材料　人參十二克、橘皮三克、紫蘇葉六克
作法　將三味材料放入水中同煮，水開後再煮三十分鐘，放涼後去渣過濾取
　　　汁，根據口味可加入適量蜂蜜或砂糖。
功效　常飲對補氣提神、消脹健胃、生津潤肺頗有功效。

▶ 黑芝麻杏仁茶

材料　黑芝麻十克、甜杏仁八克、冰糖少許
作法　火烘乾黑芝麻，杏仁晾乾表皮水分，兩者一起搗爛，用開水沖並加入
　　　冰糖，一年四季均可飲用。
功效　潤肺止咳的效果很好，適合年紀大、久咳的人。

▶ 止咳潤肺湯

材料　鮮冬梨一顆、青蘿蔔六十克、冰糖適量、蜂蜜適量、川貝母十克
作法　冬梨與蘿蔔切片,其他材料與適量清水以微火燉熟。
功效　有清肺化痰之功,對冬春肺燥咳嗽、老人痰多都有一定的治療效果。

▶ 清肝明目茶

材料　枸杞子十粒、菊花三朵、決明子二十粒、山楂五片
作法　所有材料放入茶杯中以沸水沖泡,加蓋悶十分鐘即可飲用。
功效　對肝火旺盛、頭目脹痛、煩躁易怒有幫助,對血壓升高者也很有效,
　　　每天至少喝上一杯。

▶ 美容除斑茶

材料　鮮玫瑰花三十克、冬瓜皮(或苦瓜乾)三十克
作法　玫瑰花陰乾,與冬瓜皮一起沖泡成茶即可飲用。
功效　有活血理氣、除斑美容的作用。

▶ 萊菔子茶

材料　萊菔子(蘿蔔子)
作法　把萊菔子以文火炒焦至有香氣後,放涼、去皮、碾碎,飯前沖服六至
　　　九克,連服三個月。
功效　萊菔子理氣的效果很強。回醫認為黃褐斑是雜質堆積而成,根本原因
　　　是氣不通暢。當氣機調理通暢之後,身體所產生的廢物就可以很快代
　　　謝掉了,所以萊菔子對每個人都會有效,有一半人能完全治癒,有一
　　　半則能減輕。

堅持的茶道

回族人不僅喜歡喝茶，也善於品茶；泡茶時，要先用滾燙的開水沖洗碗具，放入茶葉後沖水加蓋，泡茶的時間為二至三分鐘。

待客敬茶要遵守良好的禮節：當著客人的面，將碗蓋打開，在碗裡放入茶料，然後盛水加蓋，再以雙手捧送給客人。這樣做一方面表明這碗茶不是別人喝過的餘茶，另一方面也表示對客人的尊重。如果家裡來的客人很多，主人要根據其輩分和身份分出主次順序，把茶先捧給主客。

回族人喝蓋碗茶也非常講究，首先不能一下就拿掉上面的蓋子，其次不能用嘴吹漂在表面的茶葉，應該先用蓋子刮幾下，「一刮甜，二刮香，三刮茶鹵變清湯。」刮幾次後，把蓋子傾斜，然後用嘴吸著喝，不能端起茶碗接連吞飲，也不能對著茶碗喘氣飲吮，要一口一口地細細品嚐。

如果喝完一盅還想喝，茶碗裡應該留一點，這樣主人就會繼續倒水；如果已經喝夠了，就把茶碗中的茶水全部喝乾，用手蓋一下碗口，或從碗中撈出一顆大紅棗放到嘴裡，這樣主人就不再續水了。

茶道重視**水質**，山泉水質軟，不含雜質，清澈甘美，泡出的茶明亮且透澈。不過，城市居民大多很難喝到山泉水，平時生活所使用的自來水多為硬水，往往加有大量消毒用的漂白粉，沏出的茶自然好不到哪裡去。怎麼才能喝到好茶呢？喜歡潔淨的回族家庭會將自來水貯於缸內，或放入鋁壺中，靜置過夜，讓漂白粉中的氯氣散發；延長煮沸的時間，也可以驅散殘餘的氯氣。使用處理後的水沏茶，茶葉的色香味較佳，飲之也非常清醇爽口。

總的來說，回族飲茶有以下兩大特點：

- **重視飲茶的保健功效。**在長期的生活實踐中，回族人經由借鑒、吸收、發展，總結出具有民族特色的飲茶養生之道。調查顯示，回族百歲老人的長壽祕訣之一就是注意配製不同的茶水飲用，比如八寶茶的科學配方，就是最好的養生保健茶。
- **喜歡喝糖茶。**不論是日常飲用還是待客，回族人都會在茶葉中配以白糖或紅糖、冰糖、方糖等，調製成糖茶飲用。

這樣飲茶，反而有害健康

飲茶的確對身體有益，不過，飲茶方法如果不當，反而會對身體造成損害，必須小心。

- **空腹喝茶**：茶葉中含有咖啡因，空腹喝茶，茶水直入脘腹，有如「引狼入室」。如果腸道吸收的咖啡因過多，容易導致腎上腺皮質功能亢進，時間久了，將影響人體對維生素B$_1$的吸收。空腹飲茶還會稀釋胃液、降低消化功能、引起胃炎。空腹狀態，吸收率高，茶葉中某些不良成分就會被大量吸收到血液裡，因而引起頭暈、心慌、手腳無力，以及心神恍惚等症狀，這也就是人們所謂的「醉茶」。

- **隔夜茶**：有句諺語說：「隔夜茶，毒如蛇。」這也許有些誇大其詞，但正好說明隔夜茶的特點。古人談到不宜飲用隔夜茶的原因時，曾經把它歸之於壁虎在裡面放了毒，雖然這不是事實，但由此可知前人對隔夜茶不利於健康已有很明確的認知。現代科學研究證明，隔夜茶因時間過久，使維生素喪失，而且茶中的蛋白質、醣類等會成為細菌、黴菌繁殖的養分，十分容易變質，所以不宜飲用。

- **飯後茶**：有人喜歡飯後立即飲茶，這也是不良習慣。茶葉中含有大量單寧酸，如果飯後馬上飲茶，食物中的蛋白質、鐵質與單寧酸容易發生凝結。特別是老年人，因腸胃功能下降，這些凝固物難以消化，勢必減少蛋白質、鐵質的吸收。一旦人體對鐵的吸收量降低，時間一久，不僅可能會營養不良，影響器官的多種生理功能，還容易引發缺鐵性貧血。

- **濃茶**：茶不能泡得太濃，濃茶同樣對人體有不利的影響。濃茶咖啡因含量很高，對大腦中樞神經刺激較大。因此，喝了濃茶會使神經活躍，尤其在睡前喝濃茶，容易影響睡眠，甚至造成失眠。

除此之外，濃茶會使血壓升高，也與咖啡因這種活性物質有關，有些人飲茶後感到頭暈、頭痛，可能就是血壓升高所引起的。濃茶中含有大量的鞣酸，不但會與人體中的維生素 B 作用，導致維生素 B 缺乏症，還會使胃黏膜收縮，蛋白質凝集、沉澱，影響消化功能。濃茶與食物結合，會減弱腸胃對鐵質的吸收，時間久了即引起貧血。濃茶也不能用來解酒——喝醉酒以後，有人常用濃茶來解酒，這種方法是不對的，因為茶葉中的咖啡因與酒精會產生相加作用，不但無法解酒，反而會加重宿醉，因此，解酒忌飲濃茶。

各人體質不同，對症選擇花茶

　　有些女性朋友堅持每天飲用具有清熱解毒功能的花茶，藉以養顏保健。不過，在這裡要提醒大家，有的花茶具有藥性，帶有毒性或副作用，不可以隨意飲用。

　　所謂花茶，就是把各種花經過乾燥加工後泡水喝。而很多花如玫瑰、菊花和金銀花等都是具有特殊藥效的植物，泡水飲用的確有健身、美容的功效，但並不是所有的花都適宜所有人，畢竟人的**體質有個別差異**，有虛實寒熱之分，所以選什麼花飲用，用多少量，還需根據自身體質，或者在專家的指導下進行。

　　我認識一位女性患者，她聽說喝花茶不僅能活血調經、改善氣色，還能清熱解毒，就自備了一些金銀花、玫瑰花和菊花，每天飲用量高達兩公升半。令她吃驚的是，不僅氣色沒有改變，還出現經血不止的症狀，不得不去婦科就診。醫生分析認為，這多半是大量飲用乾燥花茶惹的禍。

　　花茶最好在醫生指導下飲用。例如：菊花，性寒，具有疏散風熱、清熱解毒、清肝明目的功效，但脾胃虛寒、大便稀溏的人不宜飲用；金銀花，性寒，具有清熱解毒（適宜感冒、發熱、咽喉疼痛的患者）、疏散風熱（對痢疾有輔助治療的作用）、消腫止痛的功效，但脾胃虛弱者不宜常用；中國槐，性寒，具有涼血、止血、清肝瀉火的功效，主要治療便血、小便血及崩漏等症，中國槐含有蘆丁和槲皮素，還能軟化血管，對動脈粥樣硬化有一定的輔助治療效果，但飲用量不宜過大，特別是脾胃虛寒者不宜飲用。

　　《本草綱目》明白指出所有花類均性寒，而女性屬陰，陰者寒也，寒藥治熱病，寒性體質不宜過度喝花茶，除非加其他藥材，比如菊花加點枸杞、

健康飲茶歌

飲茶的學問，精練一些可用如下的歌訣來概括：

「空腹飲茶心裡慌，隔夜飲茶脾胃傷；
　過量飲茶人瘦黃，淡茶溫飲保健康。」

桂花加點甘草，反正不要單喝一味花茶，否則喝多了體虛，就容易過敏、咳嗽或產生白帶。

　　而對於孕婦來說，禁忌就更多了。孕婦的體質較為特殊，稍有不慎，便會對胎兒的生長發育有所影響。我認為，孕婦可以喝茶，但不是所有的茶都適合孕婦，大原則就是：**宜喝綠茶，不宜喝紅茶**，尤其應避免喝濃茶。因為一般濃茶的咖啡因濃度高達百分之十，對人體有一定的興奮作用，會增加孕婦的小便、心跳頻率，以及心臟與腎臟的負荷，很可能影響到胎兒的發育，所以還是少喝為妙。

生命之茶——黑茶

　　中國茶文化博大精深，不同的茶樹品種，不同的地域特色，加上獨特的製茶工藝，產生了幾千種茶品，這些琳琅滿目的茶品，大致可以歸類到六大茶種裡。其中，發酵程度是分辨茶葉種類的重要依據，發酵程度不同，決定了茶葉的顏色、口感和營養成分，一般來說，顏色愈淺，代表茶葉的發酵程度愈低。

　　中國茶主要分為六大類：

- 綠茶：為未發酵茶葉，品種包括龍井、碧螺春、珠茶和毛峰等。
- 黑茶：為重發酵茶葉，品種包括普洱、六安等。
- 青茶（烏龍茶）：為半發酵茶葉，品種包括鐵觀音、福建烏龍、臺灣烏龍、大紅袍、武夷水仙和鳳凰水仙等。
- 紅茶：為全發酵茶葉，品種有祁門紅茶。
- 白茶：為輕發酵茶葉，品種包括銀針白毫、白牡丹和壽眉等。
- 黃茶：為輕發酵茶葉，品種有君山銀針。

　　在六大茶種中，黑茶是**中國特有**的茶類，歷史悠久，產地在湖南安化縣、湖北、四川、雲南及廣西等地。主要品種有湖南安化黑茶、湖北佬扁茶、四川邊茶、廣西六堡散茶與雲南普洱茶等。千百年來，黑茶一直是回族、維吾爾族和蒙古族等西部地區的少數民族所珍愛的健康飲品。

　　最早的黑茶是由四川所生產，當時交通不便，運輸困難，四川的茶葉要運輸到西北地方，就必須減少體積，蒸壓成團塊。在加工為團塊的工程中，要經過二十多天的濕坯堆積，所以毛茶的色澤逐漸由綠變黑，團塊成品的色澤為黑褐色，並形成一種獨特風味，這就是黑茶最初的由來。

　　由於黑茶的茶葉比較粗、老，製造過程中堆積發酵的時間較長，葉片大多呈現暗褐色，因此被人們稱為「黑茶」。

　　穆斯林對黑色食品情有獨鍾，加上黑茶有助消化、解油膩、順腸胃、降

血糖、平血壓、降血脂、軟化人體血管和預防心血管疾病等功效，所以又被稱為「生命之茶」。

　　黑茶中含有大量人體必需的礦物質，對**延緩衰老**有顯著的效果，但此茶必須要用**沸騰的水**泡飲，如在火上煮開後再飲，效果更佳。簡單的泡茶方法包括以下四道程序：

1. 用沸水暖茶壺和茶杯。
2. 將茶葉放入壺，用沸水作溫潤泡（加入沸水，隨即倒棄）。
3. 再加入沸水入壺，沸水溫度和浸泡時間視茶葉而定。
4. 將茶湯倒入茶杯，趁熱飲用。

習慣成自然，健康很簡單

　　其實，很多回民一輩子都不知道養生是什麼，但是他們代代傳承的生活習慣卻使他們做到了養生。每天必做的五次禮拜，就是一種極好的養生方法，既活動了身體，又讓心靈得到淨化。身體和心靈是相互影響的，大部分的疾病都有心病的成分，心靈得到淨化，百病不生自然就不是難事。我並不是要人人照著回民的生活模式過日子，只是希望提供一個新思路——怎樣將生活和養生融為一體，把養生變得像吃飯、走路和睡覺一樣簡單。

「自然」就健康

「生活」二字中，「生」，就是生下來，而「活」，就是活下去，活下去包含學習、工作、創業、吃飯、睡覺、愛情、友誼、交流、奮鬥等。對每個人而言，不管是仕途還是職場，不管是學問還是金錢，或許可以滿足你的精神需求，卻無法延續你的生命——只有健康才能延續生命，只有健康才能留住擁有的一切。

怎樣才能健康長壽呢？這是每個人都很關心的問題。我常說，回族保健**來源於自然、運用於自然**，也**發展於自然**，生活與養生是融為一體的，我想用自己的親身體會給朋友們一個啟示。

小時候母親常對我說一段順口溜：「大腹便便心肺不安，面黃肌瘦腎脾不周，手面通紅心血過稠，腹脹背痛肝膽火升，頭暈眼花糖高壓差，頭腫腳脹速瞧醫家。」

飲食宜忌要注意

現在大家的生活都富裕，特別是都市居民，早已經不是吃得飽不飽的問題，而是要怎樣吃得好。吃，是一門學問，同樣的食材，搭配得宜就美味健康，搭配不當可能就是慢性自殺：蘿蔔與橘子同食，時間長了很容易引發甲狀腺病變；東北人喜歡吃燉菜，常把菜和魚同燉，如果茄子與蟹肉同食，就會損傷腸胃；大家都聽過菠菜燉豆腐很容易生結石，但很少有人知道茭白筍與豆腐同食，也容易生結石。

冬天街上有很多賣烤紅薯的攤販，西北很多人吃了紅薯又吃柿子，這樣的吃法很不好，會得胃石病（注：胃酸與鞣酸作用會形成一種黏稠膠狀物，與植物的纖維和皮、籽及食物殘渣黏合後，經胃的機械研磨會形成團塊，即胃石病）。綠豆是個好東西，但是若用綠豆湯送服藥丸，會把藥性解掉，等於白吃了。

小心**過多酸性食物**

這些基本的食物宜忌，家庭主婦最好有些瞭解，此外還要分清食物的酸

鹼性，根據家人的體質來搭配膳食。判斷食物的酸鹼性，並非根據人們的味覺，也不是根據食物本身的pH值，而是根據食物進入人體代謝後所生成最終元素的酸鹼性而定；常見的酸性元素有氮、碳、硫等，常見的鹼性元素有鉀、鈉、鈣、鎂等。

好吃的東西幾乎都是酸性的，如魚、肉、米飯、酒、砂糖等；鹼性食物如海帶、蔬菜、白蘿蔔、豆腐，多半是不易引起食慾但卻對身體有益的食物。有些食物口味很酸，如番茄、橘子等，卻是鹼性食物而不是酸性食物；雞、魚、肉、糖等沒有酸味，卻是酸性食物。

研究發現，過多食用酸性食品，會導致血液色澤加深，黏度、血壓升高，從而發生酸毒症（注：指體內酸度提高而導致身體失衡並引起相關症狀），年幼者會誘發皮膚病、神經衰弱、胃酸過多、便祕和蛀牙等，中老年者易患高血壓、動脈硬化、腦出血及胃潰瘍等病症。酸毒症是由於過多食用酸性食品引起的，所以不能偏食，應多吃蔬菜和水果保持體內酸鹼的平衡。

多食鹼性食物，可保持血液呈弱鹼性，減少血液中乳酸、尿素等酸性物質，並能防止其在管壁上沉積，進而達到軟化血管的作用，故有人稱鹼性食物為「血液和血管的清潔劑」。

食物酸鹼一覽表

- **強酸性食品：**蛋黃、乳酪、甜點、白糖、金槍魚、比目魚。
- **中酸性食品：**火腿、培根、雞肉、豬肉、鰻魚、牛肉、麵包、小麥。
- **弱酸性食品：**白米、花生、啤酒、海苔、章魚、巧克力、通心粉、蔥。
- **強鹼性食品：**葡萄、茶葉、葡萄酒、海帶、柑橘類、柿子、黃瓜、胡蘿蔔。
- **中鹼性食品：**大豆、番茄、香蕉、草莓、梅乾、檸檬、菠菜。
- **弱鹼性食品：**紅豆、蘋果、甘藍、豆腐、捲心菜、油菜、梨、馬鈴薯。

救命的關鍵——管住嘴、邁開腿

想健康，要做到兩點：管住嘴，邁開腿。

「管住嘴」就是**多吃天然健康的食物**，盡量少吃垃圾食品——清真食品就是很好的選擇，特別是三高病症的患者，更要管住自己的嘴，按醫生的囑咐選擇食物。很多疾病都和吃有關，比如高血脂、高血壓、高血糖、心臟病甚至SARS，多半導因於隨心所欲的飲食習慣。吃是生命健康的最基本的保證，一定要小心注意。

「邁開腿」就是**多做運動**，堅持鍛鍊。以下我簡單介紹回族長壽老人的生活方式與健康祕訣，以及湯瓶八診在日常生活中的運用。

清晨醒來，他們會先躺在床上做鼓腹（腹式呼吸）：先深吸氣將腹部鼓起，再呼氣，同時腹部慢慢放鬆，反覆做八至十次。然後坐起來轉一下湯瓶八診所說的異經奇脈的五圍，也就是頭圍、頸圍、腰圍、手圍、腳圍。

起床後洗臉刷牙也很講究，刷牙後順便將**牙齒相叩三十次**，叩出響聲；洗臉不用毛巾，而是用雙手掬水潑在臉上，多搓洗幾次，同時清洗耳朵，洗耳的同時捏一捏、拉一拉。如廁的時候，一定會牙齒輕叩，口開精氣散，這樣對養護腎氣是很有幫助的。

晨練時，甚至出門前五分鐘，再做八至十次湯瓶養生功的拔跟提氣，保健效果更好。白天感到疲倦，也可以做一下轉五圍或者是湯瓶養生功。晚上睡覺前，坐在床邊轉十遍五圍，然後平躺在床上，深吸一口氣後發出「嗯」的聲音，猛地將氣吐出，這樣將會甜甜地入睡，而且一覺到天亮。

以上這些方法說起來雖很簡單，但貴在**堅持**。只要能持之以恆，就是你的健康保證（注：轉五圍和湯瓶養生功細節，請見作者的第一本書《驚人的湯瓶八診‧七代名醫奇效療法》）。

不舒服不是病，不理會就成疾

一九九七年，馬來西亞登嘉樓州的華人公會請我主持一次養生健康講座，當時氣氛十分熱烈，整個會議廳被圍得水泄不通，講臺上大大的標語寫著：「中國的回族健康使者——楊華祥教授健康養生講座會」。從回族飲食到日常養生，我以通俗易懂的方式向與會者全面介紹回族的養生方案，非常受歡迎。多年以後，我又碰到幾個那次聽過我講座的人，他們按我的方法堅持不懈地鍛鍊，健康狀況不但得到了提升，曾有的一些亞健康症狀也幾乎都消失了。

馬來西亞一年到頭氣候都非常炎熱，白天只要稍有運動就會汗流浹背，但是我為了以湯瓶八診為橋樑，更好地宣傳中國和寧夏、促進中馬文化的交流，每天工作都很繁忙，應酬也很多。白天要工作，晚上還要應酬，我是個穆斯林，只能吃馬來清真餐——馬來西亞人的飲食以肉食為主，用咖哩、椰漿所烹調的菜餚，很容易讓人脂肪囤積；時間長了，我自己也感到攝取和消耗嚴重失調，身體很快就透支了。不知不覺中，我這個醫生也和亞健康的人同行了。

什麼是亞健康？

什麼是亞健康？很多人平時總感覺不舒服，常出現渾身無力、容易疲倦、頭腦不清爽、思想渙散、頭痛、面部疼痛、眼睛疲勞、視力下降、鼻塞眩暈、胃悶不適、頸肩僵硬、早晨不想起床、多夢或失眠、手足發涼、便祕、心悸氣短、坐立不安和心煩意亂等症狀，可是去醫院又查不出什麼病來，各種資料顯示一切正常，這就是亞健康。

亞健康雖不會致命，卻可能帶來困擾，對人所造成的心理壓力遠大於身體不適，因為我們不知道這顆地雷到底埋在哪裡，又會在何時爆炸。

「五要」改善亞健康

因此，處在亞健康地帶的人是很危險的，雖然這不是病，只是一個動態

的過程，但是，既然它可能向健康轉化，自然也可能進一步發展成疾病。其實，亞健康並不可怕，所有的不適症狀都是可以消失的，而這就需要我們堅持「五要」了。

那麼什麼是「五要」呢？

一要有科學的信念。堅信人能夠戰勝許多困難，即使一時克服不了某些困難，但只要堅定信念，就會有光明的前途。

二要有良好的心態。始終保持一個美好的心境，順利的時候，不驕不躁、不狂不貪，並保持平靜協和的心胸；逆境的時候，沉著冷靜，堅強堅韌，用一顆「清真的心」去渡過坎坷。我常記著一位首長告誡過我的一段話，他是這樣說的：「包容是人生的美德，幽默是生活的藝術，微笑是心靈的陽光，高興是幸福的展示。」

三要守真保潔。在我們的心靈中，始終要有一種真氣和正氣蕩漾。同時，也要保持純潔的靈魂，積極面對困境和未來。

四要合理膳食。每天的膳食必須保證蛋白質、脂類、礦物質、維生素等人體所必需的營養物質均衡攝取：

- 脂肪類食物不可多食，也不可不食。因為脂類是大腦活動所必需的營養，缺乏脂類會影響其正常思維；但若食用過多，則會使人產生昏昏欲睡的感覺，而且長期累積會形成脂肪。
- 補充必要的維生素，維生素在人體內的功用很大，不可缺乏。
- 多吃鹼性食物，維持體液的酸鹼平衡。
- 多喝水。

三種水不能喝

世界日益發達，但科學也帶來了各種汙染，所以有三種水是不能喝的。

- 沒經過淨化處理的水。
- 放置時間太長的老化水，因為時間一久，細菌指標就會發生變化。
- 反覆燒沸的水，水反覆燒開，亞硝酸鹽會增加，有損健康。

　　五要加強學習，多做運動。經由學習增加保健知識，經由合理運動提升身體素質，經由不同交流豐富人生閱歷。

　　總而言之，只要熱愛生活，積極向上，健康、幸福以及長壽就會追隨著你啦！

後記

　　我在《驚人的湯瓶八診・七代名醫奇效療法》這本書裡介紹過，回醫湯瓶八診療法包含內病外治非藥物療法和內病外治藥物療法，主要以火療、水療、油療、貼、敷、熏、灸予以施治，簡便易學，療效明顯。它是回族先民在阿拉伯醫學的基礎上，吸取中華醫學的精髓所形成、以香藥為代表的回醫回藥，更重要的是養生保健方面的功效。

　　一直以來，回族始終將養生保健融合在衣食住行之中。衣，回族人喜歡將香藥縫製在衣服內，藥不離身，產生療疾祛病的功效；食，回族有豐富的飲食養生文化；住，很多穆斯林常將香料和乾燥花卉放在家中空曠處或者床下、櫃中，達到淨化空氣、滅菌殺蟲的目的，呼吸時吸入香氣，亦可產生扶正祛邪、醒腦安神的效果；行，經由練習湯瓶養生功，在行走中通過意識支配呼吸與動作，即可達到運動養生的目的。

　　湯瓶八診作為國家非物質文化遺產項目，也作為中國回族傳統文化，愈來愈受到國家及社會大眾的重視，它簡便易學，易於推廣。現作為寧夏衛生廳首選的治未病的醫療方法之一，也給亞健康的人們帶來了更多的養生保健的選擇。

　　一九八七年，沙烏地阿拉伯阿爾布萊克集團的總裁穆罕默德・哈桑有意來寧夏辦伊斯蘭銀行，他在來自巴林王國的弗萊基先生的陪同下，常到中國第一家伊斯蘭醫療康復中心——寧夏回民醫院調理身體。

　　哈桑先生本身就是一位醫學博士，他親眼目睹、親身體驗過中國回族湯瓶八診的治療方法之後，透過陪同翻譯任先生的轉告，表示願意出資邀請我到沙烏地阿拉伯去學習阿拉伯語，然後把湯瓶八診引入阿拉伯國家，服務阿拉伯的穆斯林，遺憾的是，當時我公務纏身無法如願。

　　一九九二年，我應邀赴馬來西亞考察訪問，在馬來西亞的第一個病人就是馬來西亞當時副首相嘉化的夫人。我所提供的內病外治非藥物療法之治療

方案讓她非常滿意。隨後，我一直客居馬來西亞，並在馬來西亞首富郭鶴年家族的支持下，創辦了第一家湯瓶八診生命健康保健公司。由一位非常善良可敬的老人，也就是郭鶴年的長兄郭鶴舉的夫人潘斯里·依玲郭（本名謝依玲，潘斯里是她的爵號）出任董事會主席，我出任董事經理兼主任醫師，此後診所病人絡繹不絕，上至最高元首，下至普通百姓。

那個時候，診所裡張貼了許多中國的風景畫與寧夏的一些介紹，我為能經由湯瓶八診宣傳寧夏，感到欣慰。很多人都問我，你認識這麼多達官顯貴，為什麼不經由他們做點生意多賺點錢？

每當此時，我總會想起潘斯里·依玲郭對我說過的一段話，她說：「師傅，你是一位醫生，醫生在我們馬來西亞的地位是很高的，我們的首相就是醫生。你救治了很多人，大家都很感激你，但不一定會感激商人。」

是的，錢很重要，沒有錢就無法生存，但作為湯瓶八診的傳承人，我覺得把湯瓶八診繼續傳承下去才是我真正的責任、我的使命、我的驕傲。

一九九七年，我投資創建了寧夏青年民族藝術團，並應郭鶴年先生的邀請赴香港訪演。同年，我又在馬來西亞的好友、馬丁加奴聯委會主席拿督劉衍明的支持下，在馬來西亞訪演二十天，數萬觀眾觀看了演出。人們通過這次演出，更加瞭解寧夏和湯瓶八診，我覺得我的付出很有價值。

多年來，我曾應邀到過許多阿拉伯國家，也曾用湯瓶八診療法幫卡達王子、阿拉伯聯合大公國王子等人做過調理。最使我難忘的是，沙烏地阿拉伯王室把穆斯林最珍貴的禮品——一塊用完整的金絲繡成的「麥加天房金匾」賜給了我，以鼓勵我為傳承回族湯瓶八診健康事業所做出的努力。

二〇一一年三月，我代表寧夏回族自治區政府訪馬來西亞、阿拉伯聯合大公國代表團的副祕書長，隨團拜會了阿拉伯聯合大公國前教育部部長，也是現阿拉伯聯合大公國阿迦曼科技大學的校長薩伊德·阿卜杜拉。我向校長和校方高層及專家教授介紹：「阿拉伯帝國在歷史上曾非常輝煌，阿拉伯醫學也是博大精深的，但由於西方醫學的融入，阿拉伯醫學本身在慢慢地退化，而我們寧夏現在已成立了回醫回藥研究所。」副校長艾哈邁德·安可特告訴我，他們學校就有阿拉伯醫學系，我聽了很高興，返國後，即刻將情況

彙報給寧夏醫科大學校長孫濤，孫校長非常重視，立刻安排人員和他們取得了聯繫，進行了很多學術上的交流。

二〇一〇年的「中阿經貿論壇」期間，為表彰我為促進寧夏與馬來西亞及阿拉伯國家之間的交流所做出的貢獻，我被特別授予了「中阿友誼獎」。

湯瓶八診也和臺灣有著密切的聯繫，早在八〇年代初，我的學生邱生源先生聯合在大陸學習過湯瓶氣功的朋友，於臺南共同創建臺灣中國湯瓶氣功協會。民國九十七年，我專程到訪臺灣和學習過湯瓶氣功的學員進行交流互動。二〇〇三年，我和同年同月生的有緣好友——臺灣的何起澐先生共同在廣東東莞大嶺山創辦首家湯瓶八診養生坊，二〇〇四年正式落戶寧夏銀川。二〇一三年十一月，聯合國在斯里蘭卡舉辦的國際自然療法學術大會上，湯瓶八診和我被授予「終身成就獎」，願回族湯瓶八診造福世界各地人民！

附錄

關於伊斯蘭飲食

▌塞上江南──伊斯蘭飲食之都

　　寧夏曾是昌盛一時的西夏王朝所在地，又是中國回民最集中的區域，地理上與浩瀚大漠及滔滔黃河相呼應。首府銀川被潺潺流水圍繞，雖是西部邊陲，卻有江南水鄉之韻，讓寧夏有著「塞上江南」的美名。銀川是個移民城市，一九五八年成立自治區後，來自北京、上海、天津、四川、廣東等城市的大量領導和管理幹部遷入銀川，不但帶來了新經驗與技術，也帶來各地的飲食文化；許多原本在各大城市餐飲業工作的師傅，引進他們獨特的烹調技術，配合本地的回民飲食傳統，讓銀川漸漸成為清真烹飪的薈萃之地。

　　我二姐楊華彩一九五八年從上海功德林素食館來寧夏支援，現在已是八十歲高齡；四姊夫蔣紅岩也是在那時來到寧夏，他是全國武林百傑，寧夏體委武術總教練，同時是回族武術湯瓶七式第七代傳承人和湯瓶八診傳承人之一；他的胞兄蔣紅興曾任上海著名清真餐廳洪長興飯店的總經理，是位高級廚師，曾向寧夏到上海培訓的餐飲業學員傳授許多南方的清真烹調技術；我的外甥蔣勁松，就在洪長興飯店學習了三年，如今也把技術運用到寧夏人民的餐桌，他現在在寧夏的五星級悅海賓館工作。

　　寧夏有十分豐富的旅遊資源。氣勢磅礡的中衛沙坡頭旅遊區，沙水相映的中國十大旅遊景點沙湖，「紅色旅遊」景點固原六盤山，傳說中濟公得道的地點涇源，也是《西遊記》中「魏徵斬老龍」的老龍潭所在地。此外，尚有同心清真寺、永寧納家戶古清真寺、銀川湯瓶八診康復理療中心、寧夏醫科大學湯瓶八診博物館等，數不勝數。

隨著旅遊業的發展,各種具有地方特色的小吃和薈萃各地風味的餐飲業,也隨之蓬勃興盛,來自國內外的客人,都品嚐過黃渠橋的羊羔肉、吳忠的黃河鯰魚、羊雜碎、手抓肉以及各種麵食。吳忠市有「回族之鄉」和「美食之鄉」的稱號,我作為市政府的經濟顧問,經常帶訪客到那裡考察,他們對當地的清真食品有很高的評價。寧夏各地尚有同心的麵點、固原的生氽麵、羊排小揪麵麵皮、銀川的伊布拉欣牛羊肉、燴小吃,沙湖魚頭、啃牛骨等,有名的小吃少說也有幾百種。

二〇一一年四月十九日,我以湯瓶八診作為引介,特別邀請馬來西亞前首相敦‧阿卜杜拉‧艾‧哈邁德‧巴達維率團來寧夏,參加由馬來西亞最大的清真食品企業和寧夏農業投資公司聯合創辦的寧夏法希姆清真產業投資公司的開業儀式。這家公司的誕生,會將寧夏的清真食品推向世界,展現寧夏作為中國伊斯蘭飲食之都的豐富內涵。

伊斯蘭飲食文化溯源

伊斯蘭飲食非常有益於養生,根據我的行醫經驗,很多慢性病都肇因於飲食習慣。許多研究也證明,長年累月的大魚大肉會讓消化系統不堪重負,進而導致疾病纏身。伊斯蘭飲食清淡低熱量、補虛益氣,可以有效改善常見的虛弱性疾病、慢性疲勞症候群等諸多症狀,並增強身體對疾病的抵抗力,進而預防惡性腫瘤的發生。

阿拉伯語的「哈倆裡」,原意是「合法的」,指伊斯蘭教中允許教徒接觸的事物,漢語普遍接受的翻譯是「清真」。「清真」兩字有純潔樸素的意思,明代穆斯林學者王岱輿以「純潔無染謂之清,誠一不二謂之真」詮釋伊斯蘭教,此後「清真」成為伊斯蘭教的代名詞,中國回民也將伊斯蘭教法允許的合法食物「哈倆裡」稱為「清真食物」。

伊斯蘭飲食文化在中東與波斯的基礎上,融合中國的傳統發展至今,具有悠久的歷史。早在西元七世紀中葉,很多阿拉伯、波斯的穆斯林商人通過陸路來到長安,經商的同時,也帶來新的飲食習慣,回族的燒餅據說就是在

這個時期傳入中國的，民間也有西域回民在長安賣大餅的說法。還有一些人經由著名的海上絲綢之路抵達泉州、廣州等沿海地區，帶來許多阿拉伯民族日常食用的麵點與肉食菜餚的烹調手法，唐代時盛行的油香就是從古波斯的布哈拉和亦思法罕城傳入中國的。

　　唐朝的典籍中不但提到伊斯蘭飲食，還有關於阿拉伯的穆斯林恪守伊斯蘭教律例的記載。第一個到達非洲並留下著作的中國人杜環，曾居住阿拉伯十二年之久，他在《經行記》中介紹伊斯蘭教：「無問貴賤，一日五時禮天。食肉作齋，以宰生為功德，斷飲酒，禁音樂，不食自然死亡肉及宿肉，不食豬狗驢馬等肉。」另外《唐會要‧卷一百》也有穆斯林的食規：「日五拜天神，不飲酒舉樂……唯食駝馬，不食豕肉。」

　　北宋時期，穆斯林的生活甚至引起非穆斯林的關注。宋人朱彧在《萍洲可談‧卷二》中寫下穆斯林的習俗和飲食禁忌：「受戒勿食豬肉，至今蕃人但不食豬肉而已。」又記載：「汝必欲食，當自殺自食，意謂使其割己肉自啖。至今蕃人非手刃六畜則不食，若魚鱉則不問生死皆食。」《廣東通志》也提到：「牲非同類殺者不食，不食犬、豬肉、無鱗魚。」

　　到了南宋，長安、杭州、廣州等大城市已是大街小巷店鋪林立的熱鬧局面，其中又以餐飲店為主流，包括餛飩店、餅店、茶坊、魚行等，現在的一些清真名小吃，如牛羊肉與素菜餡餅、炸花花、炸油香、油酥餅、蜜三刀等，其淵源都可以追溯到宋代。

　　元代朝廷十分尊重穆斯林的宗教信仰，在賦稅、住宿、貿易等方面，都為穆斯林提供優厚的待遇。當時的北京，光是宣武門外，經營牛羊肉產業的穆斯林就達上萬人，充足的牛羊肉貨源奠定了清真飲食發展的基礎。這段時間的食俗發展有兩大特點：一是品種多樣，有獨特的製作工藝和特殊口味；二是既保留阿拉伯、波斯地區的烹調傳統，又吸收了中國的製作手法，「托飩饃」就是回族人融合阿拉伯烤餅和中國烤餅的特色而創造的菜餚。

　　元末明初，很多清真菜餚進入宮廷。當時朝中的飲膳太醫名叫忽思慧，撰寫了一部珍貴的元代宮廷食譜《飲膳正要》，這是現存最早的古代營養保健學專著，具有極高的學術與史料價值。這部著作不僅涵蓋歷代著名本草書

籍與名醫的食療成就，同時也汲取民間生活的豐富經驗，記載了許多回族飲食的專文。

　　這是伊斯蘭飲食的鼎盛時期，當時社會上流傳著一本《居家必用事類全集》，類似今天的生活百科全書，收錄了四百多道菜餚的烹飪食譜，包含漢族、回族和女真族的菜點，是研究元代各民族飲食文化的珍貴史料，其中「回回食品」專章，就有「設克爾疋剌（爐餅）、捲煎餅、糕糜、酸湯、禿禿麻失（麻食麵）、八耳搭、哈爾尾、古剌赤、海螺廝、即你疋牙、哈裡撒、河西肺」等回族特色品項。

　　伊斯蘭教自唐朝傳入中國，此後伊斯蘭飲食就受到歷代帝王的喜愛，但在皇宮內專設清真御膳房，則直到明朝才開始。世代居於北京牛街的穆斯林老人梁德山，祖上在明朝永樂年間，就因煮得一手美味的清真菜得到朱棣的嘉獎，賜號「大順堂梁」，證明了伊斯蘭飲食在宮廷中受到歡迎的程度。京城如此，民間自然更加熱烈。明代的伊斯蘭飲食在全國各地都非常有名，著名旅行家徐霞客在雲南旅遊時品嚐到穆斯林自家製作的牛羊雜碎，吃遍華夏美食的他讚不絕口：「肴多烹牛雜羊雜，割脯而出，甚清潔。」他特別強調「甚清潔」，表示清真菜的乾淨衛生讓徐霞客留下了美好的印象。

　　清代有「回回遍全國」的說法，穆斯林人口大幅度增加，並且分布全國各地。此時期從事餐飲行業的回民人數也相應成長，回族人經營的麵食館、小吃店、醬肉鋪四處可見，其中有些還成為今天的老字號店家。

　　回族學者白劍波所著《清真飲食文化》一書記載此時期著名的餐館，有創辦於清初的山西太原清和源、安徽安慶的方順興筵席館；乾隆年間的西安輦止坡老童家羊肉店；嘉慶年間出現的瀋陽馬家燒麥館、河北保定馬家老雞鋪；同治年間開業的湖北老河口市馬悅珍餐館、河南開封馬豫興雞鴨店；創辦於光緒年間的江蘇南京蔣有記餐館、河南周口買家胡辣湯及醬牛肉、湖南長沙李合盛餐館、天津白記餃子館、北京東來順羊肉館等，不勝枚舉。這些餐館分佈廣泛，經營方法靈活，飲食清潔衛生，花色品種多樣，能夠滿足各民族各階層人民的不同要求，在清代的餐飲服務業中占有舉足輕重的地位，深受民眾歡迎。

　　而清廷御膳中的伊斯蘭飲食，特別是乾隆以後，是歷代宮廷中最豐盛、規格最高的。乾隆皇帝在眾多妃嬪中最寵愛的香妃正是穆斯林，香妃在宮中享有特殊的地位，賜給她的御膳全是清真菜；據說乾隆皇帝幾次南巡均有香妃隨行，所到之處，乾隆都要尋求清真美味以滿足身邊的美人，而皇帝和香妃喜歡的民間菜餚小點，隨後就會被引入宮中，經過口味調整與烹製再加工而成為宮廷名點，這也促使了各地伊斯蘭飲食的繁榮。

　　清末民初，回族飲食愈做愈細、愈做愈精、愈做愈講究，這時期的中國有穩定而成熟的清真市場。以南京為例，二十世紀三〇年代曾經有人做過調查，當時南京約有三萬人是穆斯林，其中飲食業者就近萬人；河南開封的鼓樓，一條街上三十三家穆斯林開的店，餐館就占二十一家，這裡的清真小吃品種繁多、口味鮮美，歷來為人們所稱道。

　　改革開放後，回族飲食業進入高速發展的階段。在寧夏回族自治區，穆斯林經過不斷的發掘與創新，並吸取各國穆斯林飲食的精髓，發展出一系列經典菜色，比如羊肉臊子麵、同心白皮麵、吳忠羊雜碎、鹽池羊羔肉及具有寧夏烹調特點的手抓羊肉等，讓來自全國各地的觀光旅遊者讚不絕口。

▌日常飲食

　　由於回族人在中國一直是「大分散，小集中」的格局，居住地的自然環境與經濟條件各不相同，因此各地的回民日常飲食習慣也不同。我所說的飲食，「飲」是喝茶，回民喝茶非常講究，而「食」指的就是清真食品。

　　一般來說，居住在城市裡的回族人是一日三餐。在西北地方，早餐往往比較簡單，有八寶茶、饊子、油香、胡辣湯、羊雜碎、牛肉拉麵等，有的人習慣早上喝碗油茶，老年人則多數喜歡喝蓋碗茶或熬罐罐茶（以土陶罐煮沸多次的濃茶，見第一二八頁）。午餐比較正式，以牛羊肉泡饃、各種麵食為主。晚餐大多都吃麵條，麵條的種類有碎麵、長麵、撈麵、籠麵等，同時也吃餃子、包子、烙餅等麵食。

　　分散在農村、山區、牧區一帶的回族人，飲食則深受居住地的影響。寧

夏南部山區的回民，多以馬鈴薯、蕎麥、蓧麥、糜子（穀物的一種）、豌豆為主食；新疆阿勒泰地區的回民喜歡吃肉類和乳製品，米麵食品卻成了次要選擇，明顯受到哈薩克族飲食習俗影響；居住在西藏一帶的回民，主食大多和藏民一樣，吃青稞、豌豆，三餐離不開糌粑和酥油茶；西北地方農村的回族人，則以民間宴席為特色，「九碗三行」就是當地舉辦婚喪禮儀活動時，招待眾多客人及親屬的正式宴席。為什麼叫「九碗三行」呢？因為宴席所上的九碗菜，每碗大小相同，且排列成每邊三碗的正方形，不管從哪個角度看都成三行，是為「九碗三行」。

整體而言，回族的日常飲食有以下四個鮮明的特點：

主食多麵食

麵食是回族人的傳統主食，其品種繁多，樣式新穎，味道香美，技術精湛，展現了回民的聰明才智。調查顯示，在回族飲食中，麵食品項多達百分之六十，而其他飲食也多多少少地會運用到麵粉，像是蘭州拉麵、饊子、飴餎、長麵、麻食、餛飩、油茶和饊饃等，在在都是美味佳餚，連外國遊客也讚嘆不已。

重視甜食

這點與阿拉伯穆斯林喜歡吃甜食有很深的淵源，阿拉伯的穆斯林在婦女生下小孩後，往往會用蜜汁或椰棗抹入嬰兒口中，然後才開始哺乳；在寧夏很多地方，回族嬰兒出生後，也有用紅糖開口的習俗。回族的菜餚中有不少甜菜，如它似蜜、炸羊尾和糖醋里肌等。在米麵類食物中甜食更多，涼糕、切糕、八寶甜盤子、甜麻花、甜饊子、糍糕、江米糕、柿子餅及糊托等，此外，寧夏回民還把穆斯林的傳統美食「油香」做成甜食，在調製油香時，會加入蜂蜜、紅糖等佐料增加甜味。

大量的牛、羊肉

回族人喜歡吃牛、羊肉，這和伊斯蘭教的飲食思想有關：伊斯蘭教宣導

食用牛、羊、雞、鴨、魚等肉，禁戒豬、驢、騾以及兇禽猛獸之肉。《天方典禮》一書中便提到：「飲食，所以養性情也。」「凡禽之食穀者，獸之食芻者，性皆良，可食。」又說：「惟駝、牛、羊獨具純德，補益誠多，可以供食。」

伊斯蘭教宣導吃「佳美的食物」，什麼是「佳美的食物」呢？就是潔淨可口、富於營養的食物，具體而言就是要有良好的外觀形象、鮮香的嗅覺口感，以及豐富的營養價值。比如羊：性情溫馴、肉質潔淨、美味可口，對身體還有滋補食療的作用；羊肉富含蛋白質、維生素及鈣、磷、鐵等礦物質，經常食用羊肉，可以開胃健脾、散寒助陽、益腎補虛。

學習其他民族的烹調方法，但一定按清真食品的要求製作

回族人引進很多其他民族的菜點，例如餃子、饅頭、粽子、元宵、月餅等，但並不是完全照抄，而是富有創造性地加以改進。例如餃子，回民在佐料、作法甚至吃法上都進行了極有創意的變革，酸湯餃子和用魚湯調製的羊肉餡——魚羊鮮水餃，就是回族的一大發明。隨著社會經濟的發展和人民生活水準的提高，回族與漢族及其他民族的飲食交流更加密切，使彼此的飲食文化得以更加豐富。

▍節日飲食

回族有三大重要節日：開齋節、古爾邦節、聖紀節，以及較小的節日與紀念日如法圖麥節、阿舒拉節等，各節日都有一些與飲食相關的習俗。在瞭解飲食習俗前，我先為大家介紹伊斯蘭教的教曆，因為這些節日是按照伊斯蘭教曆計算的。

伊斯蘭教曆以月亮的盈虧為準，全年分為十二個月，單月三十天，雙月二十九天，平年三百五十四天，閏年三百五十五天，三十年中共有一個閏年，不置閏月，與西曆每年相差十一天，平均每三十二點六年比西曆多出一年。所以，回族節日每三年提前一個月。

穆斯林最重要的節日——開齋節

開齋節是回族最重要的節日。據伊斯蘭教經典記載，穆罕默德在傳教前，每逢萊麥丹月都要去麥加近鄰的希拉山澗沉思默禱，他在這個月受阿拉之命為「使者」，以此為齋月，是為紀念《古蘭經》首次在這個月降臨；同時，「齋戒能使有錢人嚐嚐飢餓的滋味，使其不要揮霍無度，要節衣縮食，嚐到別人的痛苦。」開齋節已經成為眾多伊斯蘭教眾的傳統節日，這一天，穆斯林沐浴淨身，穿上盛裝，走親訪友，互敬「塞倆目」（問候），還要到清真寺參加節日聚禮活動。

老一輩人之間流傳著一個傳說：至聖穆罕默德在西元六二五年的伊斯蘭教曆九月率兵征戰，在浩瀚的大沙漠裡斷糧缺水，戰士們靠著堅韌的毅力和必勝的信心，戰勝了強大的敵人。為了讓大家記住這次征戰的艱辛，穆罕默德規定每年的伊斯蘭教曆九月為齋月，為期一個月，作為伊斯蘭教「天命五功」之一：凡成年的穆斯林（孕婦、病人、兒童除外），不分男女，都要「封齋」，忍受飢餓和乾渴的痛苦，體會人生的艱難，磨練在逆境中戰勝困難的意志，同情窮人、抑制私慾、慷慨施捨。穆罕默德指出：「守欽月齋以示消慾，其功德勝過其他一切善行。」充分說明了齋月的重要性。

說到這，可能有些朋友會懷疑，齋戒要忍飢挨餓，會不會影響身體的健康？我可以負責地說，這種擔心完全沒有必要。齋戒不僅在精神和道德方面具教育意義，對人的身體健康更有許多助益，可說是一種極好的養生鍛煉方式。穆罕默德多次告誡教民：「多食積食是百病之源。」「少食者，不多病。」「胃髒是百病之宿，節制為眾藥之宗。」在一千四百多年前，他就認識到節制飲食的好處，可見其遠見卓識和養生經驗之豐富。

狹義的齋戒要求封齋的人在東方發白前，吃飽喝足。如有人睡晚了，就不吃不喝，清封一天。太陽升起後至落山前，要禁止房事、斷絕飲食，在任何艱難困苦的條件下，都不能吃一點東西，也不許喝一口水。齋戒期間，平時抽菸的人必須戒菸；廚師及從事飲食業的人，可以品嚐，但不能吞進肚子。若有人為了滋補、壯陽、麻醉等施行皮下注射或靜脈注射，或在齋戒期間行房事、遺精（夢遺除外）等都算是破齋，這一天的齋戒也就無效了。

人們封齋一天後，快到開齋時，齋戒的男子要先洗小淨，然後換上清潔的衣服，戴上白帽，上寺等候。聽見清真寺裡開齋的梆子聲，就可以吃「開齋飯」了。若是夏天，可以先吃水果，也可以只喝清水或蓋碗茶，然後再吃飯。這是因為齋戒的回民在夏天首先感到的是乾渴，而不是飢餓；若在冬天，有的人喜歡吃幾個棗子後再吃飯。相傳穆罕默德開齋時愛吃阿拉伯蜜棗，所以很多回民也有這種習慣。

廣義的齋戒除了要求人們不吃不喝，更重要的是要做到清心寡慾、表裡一致，對耳、目、身、心、嘴都要有所節制，要做到耳不聽邪、目不視邪、口不道邪、腦不思邪、身不妄邪；如果禁飲食、挨飢餓，卻心不正、行不端，是不符合齋戒真諦的。

齋戒期滿後，開齋節就正式開始，持續整整三天，在這三天裡，家家戶戶炸餜子、油香、餜餜、花花等富有民族風味的傳統食品。經濟能力足以負擔的家庭會在此時殺牛宰羊，殺不起牛羊的，也可宰殺飼養的家禽。許多人烹調涼粉、燴菜，互相贈予親友鄰居，彼此拜節，藉由節日問候對方。

虔誠向真主宰牲獻祭——古爾邦節

古爾邦節通常在開齋節過後的七十天舉行，這個節日屬於穆斯林朝覲功課的儀式，關於古爾邦節的來歷有個典故：

相傳，伊斯蘭教的古代先知易卜拉欣在晚上夢到聖主阿拉命令他殺掉兒子伊斯瑪儀獻祭，以此考驗他對阿拉的虔誠。

易卜拉欣將刀磨得非常鋒利，當伊斯瑪儀睡著後，他將刀架在兒子的喉頭上，他心中十分痛苦，淚如雨下；第一刀下去，只在兒子的脖子上留下了一個白印，第二刀下去也只刮破了一點皮。兒子說：「父親啊，你把我翻個身，讓我匍匐而臥，這樣你就能下定決心順從真主的命令了。」

易卜拉欣聽了兒子的話，把他翻了個身，然後準備動手。這時真主深受感動，派天仙吉卜熱依勒背來一隻黑頭羚羊作為祭獻，代替了伊斯瑪儀；易卜拉欣拿起刀子，按住羊的喉頭一劃，羊便倒下。從此以後，伊斯蘭教曆的十二月十日成為宰牲節，這也就是古爾邦節的來歷。

在古爾邦節，除了準備炸油香、饊子、會禮等食物之外，還要宰殺牛、羊、駱駝；經濟條件相對較好的，每人要宰一隻羊，七人合宰一頭牛或一頭駱駝。宰牲時有許多規定：不許挑選不滿兩歲的小羊羔、不滿三歲的小牛犢與駱駝；不殺眼瞎、腿瘸、缺耳、少尾的牲畜，要挑選體壯健美的宰；所宰的肉要分成三份：一份自食，一份送親友鄰居，一份濟貧施捨。

宰牲典禮完成後，家家戶戶都會熱鬧起來，老人們一邊煮肉，一邊吩咐孩子：吃完肉，骨頭不能扔給狗嚼，要用黃土覆蓋，這在古爾邦節是一種十分重要的儀式。肉煮熟後要削成片，搭成份子；羊內臟要燴成菜餚。食物準備好了，就要訪親問友、饋贈油香菜點、相互登門賀節。有人會請阿訇到家裡念經、吃油香。此外，這一天同時也是遊墳、緬懷先人的日子。各地古爾邦節的風俗都不太一樣，有些地方除了參加聚禮、訪親問友外，還會組織各種文藝娛樂或體育活動。

紀念先知穆罕默德的誕生和逝世的節日——聖紀節

聖紀節，亦稱聖忌節、冒路德節。相傳穆罕默德（約西元五七〇年至西元六三二年）誕辰和逝世的日期都在伊斯蘭教曆的三月十二日，穆斯林為了紀念穆罕默德創建伊斯蘭教，就在每年的這一天舉行集會，逐漸演變為伊斯蘭教的節日。

每年的聖紀節，人們要聚在清真寺聆聽阿訇講述《古蘭經》，然後再聚餐。比較富裕的家庭，往往會擺上幾十桌飯菜，邀請眾人一起進餐；有的地方則是吃份兒飯，回族叫做「份碗子」，即每人一份；沒有參加聚會的人，則要托鄰居、親友帶回一些美食。一般來說，聖紀節的飲食比其他節日都要更豐盛。

回族婦女的節日——法圖麥節

回族的法圖麥節在每年的齋月十四日，即伊斯蘭教曆九月十四日，這一天又叫「女聖紀」，是為了紀念穆罕默德的女兒、阿里的妻子法圖麥。回族婦女在這天親自出動收集錢糧，選擇一個寬敞的住宅，架起幾個特大型的

鐵鍋，熬幾鍋雜豆粥，烙些油香或炸油香，請阿訇念經祈禱並讚頌聖女的事蹟。然後，請全「坊」的男女老少一起吃。這種雜豆粥是用黃米、小米、大米、扁豆、豌豆、綠豆、大豆等十幾種穀類、豆類加上肉丁、蔥、薑、鹽等各種佐料熬成的一種稀粥。

法圖麥節的雜豆粥是有來歷的：

很久以前，法圖麥的丈夫阿里帶兵打仗，三天三夜沒東西吃，兵荒馬亂之際，為了安撫人心，法圖麥到河邊撿了各式各樣的小石頭，拿回來淘洗兩遍就下鍋煮，人們正鬧著要吃飯時，法圖麥說米已經下鍋了。這時，鍋裡冒出豆子的香味，法圖麥打開鍋一看，石頭變成了小花豆，香味撲鼻，阿里高興地說：「弟兄們放開肚皮吃吧！」每個士兵都吃了四、五碗，邊吃邊讚揚法圖麥的功績。

為了紀念法圖麥的傳奇，表示對她的尊敬，至今回族仍保留吃雜豆粥的習俗；回族把這一天叫媽媽會，也叫法圖麥節、姑太節或糧食節。

伊斯蘭教聖日——阿舒拉節

阿舒拉源出希伯來文，意為「第十天」，一般指伊斯蘭教曆一月十日。相傳該日是阿丹、怒哈、易卜拉欣、穆薩等先知得救的日子；還說阿拉在這一天創造了人、天堂和火獄，因此這一天被看做神聖的日子。回族人會在這天上清真寺，或者在家裡吃用各種豆類熬成的「阿舒拉飯」。

為什麼要吃阿舒拉飯呢？相傳在遠古時期，真主派了一位能言善辯、處事穩重、胸懷坦蕩、有能力、有耐性的先知怒哈去勸說崇拜偶像的人們。怒哈和顏悅色、千方百計地宣傳真主的信條，有些人被說服，接受了真主，另外那些地位較高的人不但不聽他的勸說，還譏笑他。怒哈在毫無辦法的情況下，祈求真主不要讓這些人留在人世間，真主聽了怒哈的話，便向他默示：盡快製造方舟。怒哈選擇在一個偏僻安靜的地方造了船，帶著歸信阿拉的人登上方舟，並在世界上所有的動物和禽類中各選一對載上船。怒哈一行剛駛船離岸，天上的水門大開，奔流直下，地下的泉水噴湧，一時間洪水漫世，不信真主的人全都喪命水中。最後天上的水門漸漸閉合，大地吸收了洪水，

怒哈的方舟落在裘蒂山上，船上的人三天三夜找不到食物，人們忍不住飢餓，開始亂喊亂叫，怒哈到山下撿了一些豆子，少少幾把雜豆卻煮成很大一鍋，救了所有人的命。

為了紀念這一天，回民仍保留著吃雜豆粥的習俗，又叫做「憶苦思甜飯」；這種雜豆粥比較稠，不像平時吃的稀飯容易餓，一般人吃一碗就很飽，吃的時候再配些小菜，口感更好。

特色飲食

粉湯油香

回族人的粉湯「竄得很」（味道濃烈），回族人的油香「香乍咧」（香極了），粉湯加上油香，那真是「一吃一個不言傳」！油香和粉湯是回民最喜愛的兩種風味小吃，在漫長的歷史中代代相傳，積累了豐富的「粉湯油香」文化。

首先介紹一下粉湯──粉湯是回族人款待客人的必備小吃，逢年過節、婚娶割禮的時候，為了恭候貴客和親友們的到來，家家戶戶都要烹製粉湯。回族姑娘在出嫁前，必須向母親或嫂子學習做粉湯的技術，不然新媳婦在婆家第一次下廚房就會鬧笑話。粉湯的材料有羊肉、番茄、紅辣椒、蔥花、菠菜、香菜、白菜、醋、胡椒粉和木耳等，熬製成湯後，再與均勻透亮、纏綿細嫩的涼粉塊燴在一起，即成粉湯。

回族並沒有全國統一的「回族飯」，粉湯和其他清真小吃一樣，在不同地區也是各有特色。北京的羊雜粉湯，事實上是羊雜碎粉條湯；山西的興縣冒湯，則是在素粉條湯裡煮餃子，類似新疆的粉湯餃子；海南的酸粉湯是將米浸泡發酵變酸，再製成粉條做湯，稱為蜆殼粉湯，完全是海南風味。

粉湯雖美，卻離不開油香，這不起眼的油香更是有著深厚的歷史，有人甚至認為，它維繫了回民與伊斯蘭教之間的關係。全國各地的回民小吃豐富多樣，正是「百里不同風，千里不同俗」，唯獨油香遍布全國，有回族人之處便有油香──油香不僅僅是小吃，更可以說是回族飲食文化的象徵。

　　關於油香的來歷，有一段古老的傳說：先知穆罕默德從麥加去麥迪那時，每家每戶都爭著宴請他，為了平等對待眾人，他指著自己的駱駝說：「我的駱駝在誰家門口停，我就在誰家吃。」結果，駱駝在一位十分貧窮的穆斯林家門口停下，家中的老人一看是穆罕默德，心情非常激動，他做不起富貴人家的山珍海味，就端上了一盤油香。穆罕默德拿起一個，用右手掰到嘴裡吃了一塊，剩餘的則給了圍觀的小孩；飽足地吃了一頓後，他非常滿意，不斷誇獎老人的好手藝。後來，到中國經商的穆斯林把這種小吃傳入中國，先是在泉州、廣州、揚州、杭州等地盛行，後來便逐漸傳播到全國各地，現在回民不僅愛吃油香，而且也有掰著吃的習慣。

　　各地回民在油香製作上可以分為普通油香、糖油香、肉油香三種。在口味上，西北回族有發酵麵鹹味油香、淡味油香、甜味油香、燙麵油香、發酵麵油漩子等；泉州、揚州等地的南方回族則有糯米油香、地瓜油香。大部分油香是圓餅狀的，但個別地區也有特例，四川閬中回族的油香，就是圓柱形的，很像杯狀的蛋糕；西北地方有些回族在非發酵麵製作的油香入鍋前，還要用刀在中間切一至三個孔，這是為了讓油香熟得更快並受熱均勻。

　　各地回族製作油香的方法和材料大同小異，以麵粉、鹽、鹼、植物油為主要材料，副材料則有紅糖、雞蛋、蜂蜜、牛奶、香豆粉、薄荷葉粉、肉餡等。製作油香時，首先要和麵、醒麵，和麵講究「三光」：麵光、手光、盆光。麵和好後，麵團要筋道光亮，手上不能沾很多麵粉，麵盆裡外也要乾乾淨淨。

　　製作過程是這樣的：先將麵粉加入酵母，用溫開水拌勻，發酵後用鹼水中和，再摻進適量的乾麵粉、清油和雞蛋，反覆揉壓均勻，切成若干塊直徑約十公分、厚約一公分的圓形麵餅，有些地區還會用刀在餅上割兩道切口，然後放入油鍋內炸熟，待鍋中油香略微變黃後，一個個翻面，當兩面都鼓起呈焦黃色，即可撈出。油香炸製過程中的火候不宜過大，油溫太高表皮容易炸焦，所以有「慢火炸油香，兩面都發亮」、「爆油炸油香，裡生皮焦不發亮」的說法。油香製作看似簡單，但卻有很多學問，所以回民炸油香時，一般都要請年長有經驗的人來掌鍋。

油香的吃法也很講究，多數掰著吃，有些地區也會用手撕成兩半後再吃，但忌諱將完整的油香一口一口咬著吃。吃油香時，如果身邊還有旁人，應分成若干份，因為按照《聖訓》，不可一人獨享。

在回族人的生日、命名、滿月、抓歲和割禮等習俗中，油香不僅是用來吃的美食，還有吉祥的象徵意義。回族嬰兒出生時，油香象徵平安，祝福孩子健康成長，擁有美好未來；回族婚禮中，油香象徵幸福、圓滿與甜蜜的生活，表達對新婚夫婦的祝福；回族葬禮中，油香象徵功德圓滿，表示對逝者的紀念。

不同種類的油香往往也有不同的象徵意義。比如發酵麵甜味油香、糯米油香、燙麵油香象徵吉祥幸福、安樂歡慶和團結友愛；發酵麵淡味油香、油漩子表示對已故亡人的懷念；地瓜油香則是對亡者的極度悲痛和哀悼的表示，是人死亡當天家屬作為宵夜吃的油香。

在開齋節、古爾邦節、聖紀節和法圖麥節等回族節日中，油香更是不可缺少的食品。在這些節日裡，家家戶戶都要做油香，有些還要將熟肉削成薄片放在油香上，叫「包油香」，也叫「包份子」，要分送清真寺駐寺人員及左鄰右舍。此外，在待客禮儀中，油香常常也是招待貴客的食品。

不管有糧沒糧，一碗油茶充飢腸

油茶，回族人俗稱「肉麵子」或「油麵子」，色黃味香，沖後碗內沒有顆粒，入口不沾上下顎，可保存二至三個月不變質，即使在炎熱的夏天也不會發黴。油茶營養十分豐富，含有脂肪、蛋白質、維生素、鈣、鐵及磷等物質。喝起來清香爽口，補充能量，讓人精神煥發。

「不管有糧沒糧，一碗油茶充飢腸。」這是一句在回民當中非常流行的古老俗語，在多災多難的年月裡，聰明勤勞的回族人總是用香噴噴、甜滋滋的油茶解飢除餓，治病救命；如今生活條件好轉，但是油茶依然是我們離不開的飲食。一些回族老人清晨做完晨禮後，會用一碗油茶下著粑粑或「吹灰點心」（洋芋）當做早餐，吃完便投入一天的勞動奔波。另外，冬天來臨的時候，回族老人也會用醇香爽口的油茶來抗寒禦冷、滋補身體。

回族人喝油茶的習俗由來已久，元明兩代典籍中記載的回族飲食就有油茶。忽思慧所著的《飲膳正要》是這樣介紹油茶：「羊油又作油茶，以油煎滾，用麵粉炒黃攪入，佐以椒鹽蔥桂之類，以凝冷成團、收貯。每摘少許，煎湯飲之，冬日最宜，體溫而適口。」晚唐大詩人李商隱到武陟喝了油茶，即席賦詩贊曰：「芳香滋補味津津，一甌沖出安昌春。」雍正十三年（西元一七三五年），雍正皇帝在河南喝了回族油茶後，讚不絕口：「懷慶油茶潤如酥，山珍海味難比美。」

受各地飲食習俗和各民族傳統習慣的直接影響，回民油茶分成了兩大派系，南方清淡型的甜油茶和北方純葷型的鹹油茶。

·北方鹹油茶

北方鹹油茶的製作方法相當簡單：

(1)備好優質麵粉，羊油切丁，先將羊油熬煮融化，把麵粉炒成橘黃色後攪入熬化的羊油中，拌勻入碗，凝結成油坨以備食用。

(2)喝油茶的時候，在碗內或茶缸內放入油坨，用滾燙的開水沖入，加入調味品以及蔥花、芫荽等，攪拌均勻即可飲用。

·南方甜油茶

雲南、四川一帶的油茶就屬甜油茶，作法十分講究，其關鍵主要在於備料：

(1)準備麵粉（最好是糯米麵，玉米麵亦可），置入鐵鍋以文火乾焙。

(2)當麵粉焙黃並散出香味，把切碎的牛羊骨髓油或油渣倒入鍋內，繼續焙炒，炒至油潤酥黃。起鍋冷卻後，將油麵裝入罐內備用。

(3)烹製油茶時，將糖放進冷水鍋裡（不能用開水，那樣會燙成僵硬的塊狀），取少量油麵撒入，邊煨煮邊用筷子攪動，又稱「攪油麵」，亦可加入雞蛋同煮。

(4)糖水煮沸後，香甜油潤的油茶就做好了；根據個人口味和喜好，也可在沖油茶時加上花椒油、芝麻油、辣椒油、牛奶。

　　油茶很講究吃法，吃時不用筷、勺等餐具，而是一手端碗，沿著碗邊轉圈喝，這樣既不燙嘴也能細品其美味；油茶味道甜美，可作為早餐或午點，很受回民喜愛。製作油茶的時候，經濟狀況較好的家庭還會在其中加入生栗子片、松子仁、胡桃仁、熟芝麻等乾果食品，吃起來色香味俱佳。

　　嚴格說來，油茶不算是茶，但是回族人把它當茶喝，同樣能喝出情趣盎然的茶意；而且油茶的養生價值很高，含有脂肪、蛋白質、維生素、鈣、鐵等物質，喝時清香可口，喝後熱量倍增，而且還有健身補腦、開胃寬腸和延年益壽的功效。

Smile 22

Smile 22

Smile 22